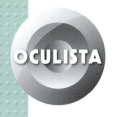 編集企画にあたって…

　流涙を生じる原因疾患は眼表面，眼瞼，涙道，鼻腔など多岐にわたっており，適切な診断，治療を行うためには幅広い知識が必要とされる．眼科医のマンパワー不足のみならず，流涙による眼不快感への不十分な理解，過剰な涙液による視機能障害に対する配慮不足など様々な要因から，これまで十分な対応がなされてきたとは言いがたい．専門分野の細分化により，複数領域の疾患が原因となる流涙への対応が組織的に行われてこなかったことも原因の1つであるといえる．

　Quality of Life が重要視されるようになった昨今，流涙にも徐々に注目が集まるようになってきた．近年では，流涙を生じる疾患群を流涙症としてまとめ，包括的に診断，治療を行うという革新的なムーブメントも起こってきている．それに伴って原因疾患との接点，流涙に対する客観的評価方法，視機能への影響などに関する多くの知見が集積されつつある．手術治療に関しても整容的，感染予防などの観点だけでなく，涙液量のコントロールを含めた評価がなされるようになってきている．解決できない課題も多く残されてはいるものの，以前と比較して格段の進歩が認められるところである．

　今回の特集は，タイトルを「流涙を診たらどうするか」とし，各分野のエキスパートからの最新情報をできる限り網羅することを目的に企画した．これらの情報を共有することで，今後さらなる発展につながることを期待している．

2019年6月

井上　康

KEY WORDS INDEX

和 文

か, さ

眼瞼疾患 • 51
眼表面 • 57
機能性流涙 • 65
急性涙嚢炎 • 30
結膜弛緩症 • 57
結膜涙嚢鼻腔吻合術 • 21
抗がん薬 S-1 • 37
視覚の質 • 15
蒸発亢進型ドライアイ • 43
シンチグラフィ • 65
生活の質 • 15
前眼部光干渉断層計 • 9

た, は

通水良好な流涙症 • 65
定量評価 • 15
導涙性流涙 • 1, 51
ドライアイ • 15, 57
フルオフォトメトリー • 9
分泌性流涙 • 1, 43, 51
ホルネル筋 • 65

ま, や, ら

マイボーム腺機能不全 • 43
慢性涙嚢炎 • 30
メニスカス • 9
薬剤性涙道閉塞 • 37
流涙症 • 9, 15, 21, 43, 51
涙液 • 15, 57
涙液クリアランス • 9
涙管チューブ挿入術 • 21, 30
涙小管 • 37
涙小管形成術 • 21
涙小管閉塞 • 21
涙点 • 37
涙道内視鏡検査 • 65
涙道ポンプ • 65
涙嚢鼻腔吻合術 • 30

欧 文

A, C

acute dacryocystitis • 30
anterior segment optical
　coherence tomography • 9
anticancer drug S-1 • 37
canalicular obstruction • 21
canaliculoplasty • 21
chronic dacryocystitis • 30
conjunctivochalasis • 57
conjunctivo-dacryocystorhi-
　nostomy • 21

D, E

dacryocystorhinostomy • 30
dacryoendoscope • 65
DCR • 30
drug-induced lacrimal duct
　obstruction • 37
dry eye • 15, 57
epiphora • 1, 9, 15, 21, 43, 51
epiphora due to excess lacri-
　mation • 51
epiphora due to insufficient
　drainage • 51
epiphora with patent syring-
　ing • 65
evaporative dry eye • 43
eyelid disorders • 51

F, H, J

fluorophotometry • 9
functional block • 65
Horner muscle • 65
Jones tube • 21

L, M

lacrimal canaliculi • 37
lacrimal intubation • 21, 30
lacrimal point • 37
lacrimal pump • 65
lacrimation • 1, 43
Marx's line • 43
Meibomian gland dysfunc-
　tion • 43
MGD • 43

O, Q, S, T

ocular surface • 57
quality of life • 15
quality of vision • 15
quantitative assessment • 15
scintillogram • 65
tear clearance • 9
tear film • 15, 57
tear meniscus • 9

WRITERS FILE
(50音順)

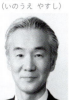

井上　康
（いのうえ　やすし）

1983年	愛媛大学卒業
1987年	岡山大学大学院眼科修了 玉野市民病院眼科，医長
1991年	井上眼科開業
1996年	医療法人井上眼科，理事長
1999年	医療法人眼科康誠会に改組
2006年	香川大学，非常勤講師
2014年	岡山大学眼科，臨床教授

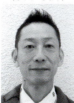

坂井　譲
（さかい　じょう）

1984年	愛媛大学卒業 神戸大学医学部附属病院，研修医
1986年	米国シンシナティ大学，Post. Doc. Fellow
1990年	神戸大学眼科，助手
1992年	六甲アイランド病院眼科，医長
1995年	三木市民病院眼科，医長
2002年	川崎医科大学眼科，講師
2009年	市立加西病院眼科，部長

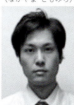

中山　知倫
（なかやま　ともみち）

2010年	奈良県立医科大学卒業
2012年	京都府立医科大学眼科入局
2013年	京都市立病院眼科
2015年	明治国際医療大学眼科
2016年	京都府立医科大学大学院
2017年	Royal Adelaide Hospital（オーストラリア）留学 京都府立医科大学大学院

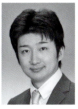

鎌尾　知行
（かまお　ともゆき）

2003年	島根医科大学（現島根大学医学部）卒業 神戸大学眼科入局
2005年	同大学大学院医学系研究科
2006年	愛媛大学大学院医学系研究科ゲノム病理学教室
2009年	同大学大学院医学系研究科修了 南松山病院，医員
2013年	市立宇和島病院，医長
2014年	愛媛大学眼科，助教
2018年	同大学医学部附属病院眼科，講師

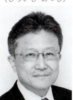

白石　敦
（しらいし　あつし）

1986年	日本医科大学卒業 同大学第2外科入局
1994年	米国シンシナティ大学眼科，客員講師
1998年	愛媛大学眼科入局
2005年	同大学視機能外科学，講師
2008年	同大学視機能再生学，准教授
2012年	同大学眼科学，准教授
2016年	同，教授

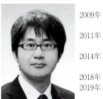

藤本　雅大
（ふじもと　まさひろ）

2006年	神戸大学卒業
2008年	京都大学医学部附属病院眼科入局
2009年	西神戸医療センター眼科
2011年	兵庫県立塚口病院眼科，医長
2014年	京都大学医学部附属病院眼科
2018年	同，助教
2019年	中野眼科医院，副院長 京都大学医学部附属病院眼科，非常勤講師

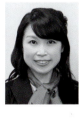

高　静花
（こう　しずか）

1999年	大阪大学卒業 同大学眼科入局
2007年	米国ロチェスター大学眼科，研究員（～2009年）
2008年	大阪大学大学院医学系研究科修了
2010年	同大学大学院医学系研究科視覚情報制御学寄附講座，助教
2012年	同大学大学院医学系研究科眼科，助教
2017年	同大学大学院医学系研究科視覚先端医学，寄附講座准教授

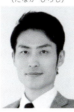

田中　寛
（たなか　ひろし）

2007年	京都府立医科大学卒業 同大学初期研修
2009年	同大学眼科入局
2010年	旦龍会町田病院
2013年	京都府立医科大学大学院
2017年	京都第二赤十字病院眼科，医長
2019年	国立長寿医療研究センター感覚器診療部，医長

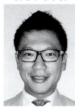

三村　真士
（みむら　まさし）

2002年	大阪医科大学卒業 同大学眼科入局
2005年	大阪市立総合医療センター眼科
2007年	大阪回生病院眼科
2010年	同，医長
2014年	大阪医科大学眼科，助教
2015～17年	米国カリフォルニア大学サンディエゴ校眼形成再建外科，Fellow

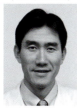

鄭　暁東
（てい　しゃおどん）

1991年	中国医科大学医学部卒業
1997年	米国ルイジアナ州立大学 LSU Eye Center, Postdoctoral Fellow
2004年	愛媛県立中央病院眼科
2006年	松山赤十字病院眼科，診療副部長
2012年	愛媛大学眼科，准教授

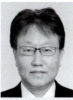

山口　昌彦
（やまぐち　まさひこ）

1990年	大阪市立大学卒業
1993年	同大学眼科，助手
1996年	愛媛大学眼科，助手
2001年	松山赤十字病院眼科，副部長
2004年	愛媛大学眼科，助手（助教）
2008年	同，講師
2013年	同大学地域眼科学講座，准教授
2015年	愛媛県立中央病院眼科，主任部長

前付 3

流涙を診たらどうするか

編集企画／井上眼科院長　井上　康

流涙症総論……………………………………………………白石　　敦　*1*

　流涙には導涙性流涙（epiphora）と分泌性流涙（lacrimation）があり，さまざまな要因によって引き起こされ，眼不快感や視機能異常を伴うため，総合的に診断・治療する必要がある．

涙液クリアランスの評価について………………………………鄭　　暁東　*9*

　流涙症の評価には，涙液クリアランスの評価は欠かせない．感度と特異性の高い，低侵襲および高速にできる検査法が求められる．

流涙症と視機能…………………………………………………高　　静花　*15*

　日常診療で役立つということを目的として，流涙症と視機能について述べる．

涙道閉塞と流涙症について
―涙小管閉塞―…………………………………………………三村　真士　*21*

　涙小管閉塞は総涙小管閉塞が最も多いが，涙管チューブ挿入術により90％以上が治療可能である．一方で，重症涙小管閉塞は予防もしくは初期段階での治療介入が重要である．

涙道閉塞と流涙症について
―鼻涙管閉塞―…………………………………………………藤本　雅大　*30*

　鼻涙管閉塞は臨床的に4つの病期に分けることができる．病期別の鼻涙管閉塞のポイントとアプローチ，そして診療と治療のポイントについてまとめた．

Monthly Book OCULISTA

編集主幹／村上　晶　高橋　浩

No.76 / 2019.7 ◆目次

CONTENTS

薬剤と涙道閉塞について ……………………………………坂井　譲　37

薬剤による涙道障害は主に涙点や涙小管が障害され，不可逆性変化を起こし，難治化する可能性が高い．早期発見，早期手術加療が肝要である．

マイボーム腺機能異常と流涙 ………………………………山口　昌彦　43

MGD と流涙症の接点として，MGD による蒸発亢進型ドライアイに起因した分泌性流涙と，MGD による Marx's line の前方移動が引き起こす眼瞼縁からの涙液溢出があると考えられる．

眼瞼疾患と流涙症 ……………………………………………中山　知倫ほか　51

流涙症の診断および治療を適切に行うためには，病態に基づく疾患体系を理解する必要がある．流涙症に対する眼瞼手術は，形態の矯正以上の効果が得られることがあり，その適応は広い．

眼表面疾患と流涙症 …………………………………………田中　寛ほか　57

眼表面疾患に続発する流涙は複合的な要因によって生じる．流涙の原因となっている病態を把握したうえで治療することが重要である．

機能性流涙について …………………………………………鎌尾　知行　65

機能性流涙は除外診断であるが，診断基準や検査法は確立されておらず，多くの病態が混在している．その病態を分類するための検査の発展が望まれる．

- Key words index ……………………… 前付2
- Writers File ……………………………… 前付3
- FAX 専用注文書 ……………………… 72
- バックナンバー一覧 …………………… 73
- MB OCULISTA 次号予告 ……………… 74

「OCULISTA」とはイタリア語で眼科医を意味します．

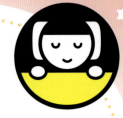

読めばわかる！
臨床不眠治療
―睡眠専門医が伝授する不眠の知識―

著 中山明峰　名古屋市立大学睡眠医療センター長

2019年6月発行　B5判　96頁　　定価（本体価格 3,000円＋税）

睡眠専門医の中山明峰先生による、不眠治療のノウハウがこの1冊に！

2018年度診療報酬改定に伴って、睡眠薬処方に大きな変化が生まれた今、知っておくべき不眠治療の知識が凝縮されています。
不眠治療に関わるすべての医師に必要な不眠の知識を、中山信一氏のイラストとともにわかりやすく解説！

新刊

CONTENTS

1. はじめに
2. 睡眠の基礎知識
3. 不眠症（不眠障害）とは
4. 睡眠薬の過去～現在
5. ベンゾジアゼピン製剤の問題点と離脱
6. ガイドラインが意図するところ
7. 睡眠薬の現在～未来
8. 症例提示
9. 巻末付録

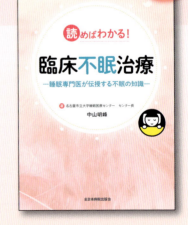

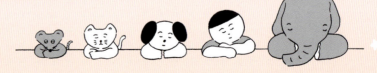

 全日本病院出版会　〒113-0033 東京都文京区本郷 3-16-4　Tel:03-5689-5989
www.zenniti.com　　　　　　　　　　　　　Fax:03-5689-8030

特集/流涙を診たらどうするか

流涙症総論

白石　敦*

Key Words: 分泌性流涙(lacrimation), 導涙性流涙(epiphora)

Abstract: 一般に流涙症というと涙道閉塞の症状としてとらえられがちであるが，流涙は涙液分泌亢進による分泌性流涙(lacrimation)と，導涙機能の低下による導涙性流涙(epiphora)に分けられる．実際の流涙症状の原因は，導涙性流涙によるもの，分泌性流涙によるもの，両者が影響しているもの，さらにはいくつも要因が混在して関わりあっていることもある．本稿では分泌性流涙と導涙性流涙をあわせて，さまざまな要因により流涙症状を呈する疾患群の総称を"流涙症"として進めさせていただく．

はじめに

涙腺から分泌された涙液は，眼表面を潤した後に涙道を通って鼻腔に排出される．通常は，分泌と排出のバランスが保たれているが，さまざまな要因によって，このバランスが崩れたときに流涙症状が起きる．流涙は涙液分泌亢進による分泌性流涙(lacrimation)と，導涙機能の低下による導涙性流涙(epiphora)に分けられる．一般に流涙症というと涙道閉塞の症状としてとらえられがちであるが，流涙を訴えてくる患者には，導涙性流涙だけではなく，分泌性流涙の場合，さらには両者が混在していくつかの要因が関わりあっていることもある．したがって，臨床では，涙腺，眼瞼，眼表面，涙道，鼻腔のすべての部位における流涙の可能性を念頭に置いて診察することが重要である．そして，複数の要因が原因となっている場合には，発症に強く関与している要因から，そして侵襲性の低い治療から優先して治療計画を立てることが大切である．本稿では，流涙症をきたす主要疾患について，部位別にその発症メカニズムと，それらの疾患を念頭に置いた診察の流れについて解説したい．

流涙症発症のメカニズム

流涙症は，導涙性流涙と分泌性流涙，さらにはその両者が原因となるが，主要疾患を部位別に分類して，流涙発症の病態について考えてみたい(表1)．

1．眼表面疾患

眼表面疾患による流涙の多くは分泌性流涙である．眼表面に分布する三叉神経が刺激されると，毛様体神経節，三叉神経節を通って，三叉神経核に信号が入力される．そこから上唾液核を介して涙腺に分布する顔面神経の副交感枝が刺激されて反射性に涙液分泌が起こる．この reflux-loop システムにより眼表面疾患では反射性涙液分泌が亢進して分泌性流涙が起こる[1](図1)．ただし角膜異物や角膜上皮剝離，結膜異物などの場合，強い刺激性の涙液分泌はきたすものの，外来受診時の主訴は刺激症状であることがほとんどで，流涙症状は副症状であることが多い．また，結膜炎による場

* Atsushi SHIRAISHI, 〒791-0295　東温市志津川454　愛媛大学大学院医学系研究科眼科学，教授

表 1. 流涙症の分類

流涙症	眼表面疾患	結膜炎	分泌性流涙
		角結膜上皮障害	
		結膜結石・異物	
		結膜弛緩	分泌性流涙 導涙性流涙
	ドライアイ		分泌性流涙
	眼瞼疾患	睫毛乱生	分泌性流涙
		眼瞼内反	分泌性流涙 導涙性流涙
		眼瞼外反	
		兎眼	
	涙道疾患	涙道閉塞・狭窄	導涙性流涙
	鼻腔疾患	鼻炎・副鼻腔炎	導涙性流涙

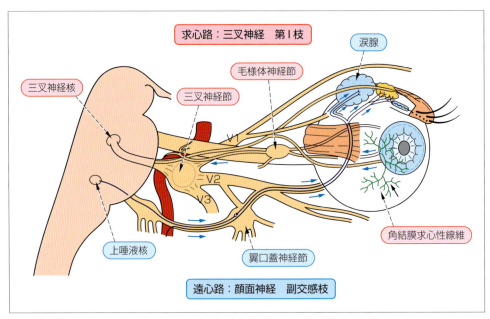

図 1. 反射性涙液分泌のメカニズム

合にも炎症の刺激により分泌性流涙が起こるが、眼脂、瘙痒感など結膜炎の原因による主訴が主症状であり、流涙症状は副症状であることが多い.

眼表面疾患のうち結膜弛緩症は、弛緩した結膜が鼻側の涙液メニスカスを占拠することで、涙液メニスカスが遮断されて導涙性流涙を起こす. さらに弛緩した余剰結膜上に形成された異常メニスカスから直接眼瞼縁に涙液がこぼれることから生じる流涙症状がある. 一方で、余剰の結膜組織が瞬目時に眼瞼縁、角膜、眼瞼結膜と強くこすれるようになり、その刺激で分泌性流涙が起こる[2].

このように、結膜弛緩症患者の訴える流涙症状の原因を探求して、適切な治療を行わないといけない.

2. ドライアイ

ドライアイで涙液の安定性が低下すると、涙液膜が破綻した部位の眼表面が刺激されて reflux-loop システムが働き、反射性涙液分泌が起こる. 特に、涙液分泌能が保たれている BUT 短縮型ドライアイやマイボーム腺機能不全に代表される蒸発亢進型ドライアイで起こりやすいとされている. しかしながら、近年、感覚受容体で、各種刺

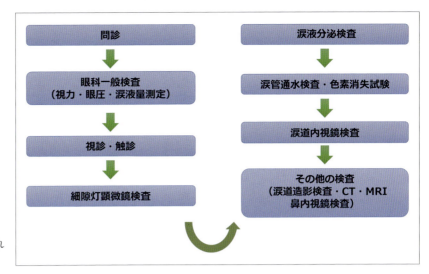

図 2. 流涙症診察の流れ

激により活性化する TRP(transient receptor potential)チャネルファミリーの関与が指摘されはじめており,ドライアイにおける刺激性涙液分泌と症状の発症はより複雑な経路を経て起こっている可能性がある[3].

3. 眼瞼疾患

眼瞼疾患による流涙は,導涙性流涙と分泌性流涙の両方が原因になることが多い[4].瞬目運動には,眼瞼の開閉による導涙とともにホルネル筋の収縮・弛緩による涙小管～涙囊のポンプ作用による導涙機能があるとされている[5].眼瞼内反,外反,兎眼は眼瞼の腱や筋肉の弛緩によって引き起こされる疾患であり,瞬目不全による導涙障害が引き起こされる.一方で,眼瞼外反と兎眼では,閉瞼不全により眼表面の乾燥部分が生じ,眼乾燥感や眼表面上皮障害による反射性涙液分泌亢進が起こり分泌性導涙も認められる.眼瞼内反と睫毛乱生では,睫毛による眼表面刺激と眼表面上皮障害により反射性涙液分泌亢進が起こり分泌性導涙が認められる.

4. 涙道疾患

涙道狭窄・閉塞では涙液排出路の狭窄・閉塞による導涙性流涙が認められるため,流涙を見たときにまず考えなければいけない病態である.狭義の涙道狭窄・閉塞や異物,腫瘍などにより器質的に狭窄・閉塞をきたす病態と,炎症や感染により機能的に狭窄・閉塞をきたす涙小管炎や涙囊結石がある.詳細は他稿に譲る.

5. 鼻腔疾患

アレルギー性鼻炎や副鼻腔炎に伴う鼻腔内の炎症では,下鼻道鼻粘膜腫脹や鼻汁の下鼻道への充填により涙液排出路の出口である鼻涙管開口部が塞がれて導涙性流涙が認められる.特に乳幼児では下鼻道が十分に発達しておらず,鼻炎時には粘液分泌が多いことから,上気道感染時には流涙を認めることが多い.外傷や,副鼻腔炎手術後の癒着などでも涙道閉塞をきたすため,既往歴の問診が重要である.アレルギー性結膜炎における流涙では,結膜炎による分泌性流涙が引き起こされるが,涙囊・鼻涙管粘膜は鼻粘膜と類似組織であるため,涙液に含まれる抗原が涙道粘膜でアレルギー反応を起こし,涙道内でも粘液分泌が亢進して通過障害を起こしている可能性がある.そのため,アレルギー性結膜に生じた流涙は結膜の所見だけでなく,涙管通水(涙道洗浄)による貯留物の有無・性状や通過状態,ときには涙道内視鏡による涙道の評価も考慮するべきである.

流涙を診たときの診察の流れ

流涙症状を主訴に来た患者を診察するときに,まず疑われるのは涙道通過障害であるが,いきなり涙管通水検査を行うことはないであろう.問診から始まり,視診,細隙灯顕微鏡での診察を行ってから,涙道通過障害が疑われる場合に涙管通水検査を行うという流れが通常の診察であろう.当院での流涙症診察の流れを図2に示し,その流れ

に沿って解説する.

1. 問　診

患者背景を把握するためには問診が大切であり，そこから大体の病態が見えてくることが多い．流涙出現時期と片眼性か両眼性かは，重要な情報である．一般的にアレルギー性鼻結膜炎やドライアイは両眼性であり，涙道疾患は片眼性が多い．涙道通過障害が疑われた場合には，その原因として，アレルギー，鼻腔疾患，結膜炎，外傷などの既往は治療法選択の参考情報となる．そして，TS-1をはじめとした種々の抗がん剤による眼障害が報告されている現在では，抗がん剤の使用歴は聞き逃してはならない項目である．参考までに当院の涙道外来で行う流涙症問診票を図3に示す．

2. 眼科一般検査(視力・眼圧・涙液量測定など)

視力，眼圧などの一般検査は，スクリーニングとしても重要であり，前眼部OCTが導入されている施設では，侵襲が加わる前に客観的なtear meniscus height(TMH)の評価をしておきたい．

3. 視診・触診

問診，一般検査を行ってから診察に移るが，視診による頭部・顔面・眼瞼の視診が重要であることは言うまでもない．抗がん剤による眼副作用が増加している近年では，抗がん剤による全身の痩せや皮膚の色素沈着，乾燥など，全身的な副作用が出現している場合も多いので，全身を詳しく観察することを忘れてはいけない．触診は，腫脹性病変の場合には硬さや圧痛の有無を調べるために重要である．この項で挙げたが，圧痛がある場合には流涙を誘発するために細隙灯顕微鏡検査でTMHや涙液の性状を詳しく観察した後に行うことが望ましい．

4. 細隙灯顕微鏡検査

細隙灯顕微鏡検査は分泌性流涙をきたす疾患の鑑別には必須の検査であり，流涙をきたすさまざまな疾患を念頭に置いて観察する必要がある．ポイントとしては，最初に強い光量で観察すると刺激性分泌を誘発する可能性があるため，TMHの観察をするまではあまり光量を上げないこと，TMHはフルオレセイン染色を用いて観察するが，染色液投与量は必要最小限とすることが重要である．涙道疾患であっても，涙点狭窄・閉塞は細隙灯顕微鏡所見が重要であり，涙小管部や涙嚢部の圧迫による逆流物の観察をすることで，涙小管炎や涙嚢炎の補助診断となる．

5. 涙液分泌検査

ドライアイを疑った場合には涙液分泌検査を行うことが重要であるが，涙道閉塞の患者にも術前に施行しておくことが重要となることも多い．具体的な症例を図4に示す．症例は85歳，女性，3年前から両眼の流涙を自覚して受診．両側の総涙小管閉塞と診断され，両側涙管チューブ挿入術が施行された．術前矯正視力は両眼(1.2)，術前シルマー試験1法では右眼7 mm，左眼8 mmであった．術後，矯正視力が右(1.2)，左(1.2p)とやや低下し，霧視と開瞼困難を自覚するようになった．術後シルマー試験1法は右眼2 mm，左眼2 mmと異常値を示し，前眼部所見でもTMHの低下と角結膜上皮障害が出現している．この症例は，涙道閉塞により涙液分泌型ドライアイがマスクされていたところに，涙道閉塞が解除されるとともにドライアイが顕在化したためにドライアイに対する治療が必要となった．本症例の術前の前眼部所見では上皮障害は認めないがTMHは高くなく，総涙小管閉塞であれば涙嚢炎の可能性は低いため，症状をもっとよく確認していれば涙道治療を行わない選択肢を考慮すべき症例であった．

6. 涙管通水検査・色素消失試験

これまでの検査で，涙道通過障害が疑われた場合には涙管通水検査を行う．涙管通水検査は，通過の有無を確認するだけでなく，図5に示すように閉塞部位や閉塞の性状などの診断にも有効であるので，通水時の硬さ，逆流物の性状にも注意して行うことが重要である．流涙の原因が涙道閉塞以外にあった場合でも，合併している場合も多く，また，治療を行うにあたって涙道通過障害を

流涙症問診票

ID：＿＿＿＿＿＿　　　名前：＿＿＿＿＿＿＿＿　　　生年月日：＿＿＿＿＿＿＿

日付：　　　年　　　月　　　日

次の質問に対して，（）内に答えを記載，もしくは該当する項目に○をつけてください．

・目から涙が出る症状はいつ頃からですか　（　右目：　　　　　左目：　　　　　　　）

（例：○日前，×か月前，△年前から）

・目やには出ますか　　　　　　　　　　　　（　はい　／　いいえ　）
・目がかゆくなることがありますか　　　　　（　はい　／　いいえ　）
・目がゴロゴロ，または痛むことがありますか　（　はい　／　いいえ　）
・アレルギーはありますか　　結膜炎　　　　（　ある　／　なし　）
　　　　　　　　　　　　　　鼻炎　　　　　（　ある　／　なし　）
・強い結膜炎を起こしたことはありますか　　（　はい　／　いいえ　）
・ドライアイの治療を受けたことがありますか　（　はい　／　いいえ　）
・どのようなドライアイ治療を受けましたか
　（　目薬　　飲み薬　　涙点プラグ　　手術　　その他：　　　　　　　　）
・緑内障と診断されたことがありますか　　　（　はい　／　いいえ　）
・現在，目薬を使用していますか　　　　　　（　はい　／　いいえ　）
　もし，可能であれば薬の名称を記載してください　（　　　　　　　　　　　）

・蓄膿と診断されたことがありますか　　　　（　はい　／　いいえ　）
・鼻の手術を受けたことはありますか　　　　（　はい　／　いいえ　）
・顔をぶつけて怪我をしたことはありますか　（　はい　／　いいえ　）
・プールに通所していますか　　　　　　　　（　はい　／　いいえ　）
　通所している場合，どれ位の頻度ですか　　（　　　　回／　　　）
　　　　　　　　　　　　　　　　　　　　　（例：○回／週，月，年）
・抗がん剤を服用されていますか　　　　　　（　はい　／　いいえ　）
　もし，可能であれば薬の名称を記載してください　（　　　　　　　　　　　）

・今までかかった病気はありますか
　高血圧　　糖尿病　　高脂血症　　不整脈　　狭心症　　心筋梗塞　　脳梗塞　　脳出血
　サルコイドーシス　　その他：（　　　　　　　　　　　　　　　　　　　　）

図 3. 流涙症問診票

否定しておくことは重要であるため，可能であれば涙管通水検査は試行しておくべきである．先天鼻涙管閉塞など小児の診療を行う場合には，涙管通水検査が困難な場合も多い．そのような時には色素消失試験は感度の高い検査であるため，無理して涙管通水試験を行わず，色素消失試験で代用

することを考慮してもよい．

7．涙道内視鏡検査

涙道疾患が疑われた場合には，涙道内視鏡検査が重要であり，涙道治療の術前検査としては必須検査となりつつある．涙道診療を行うにあたっては，ぜひマスターしておきたい検査法である．

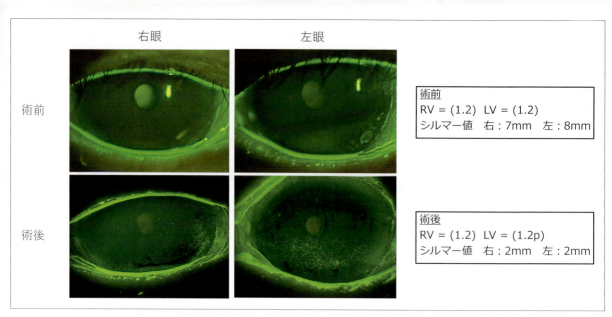

図 4. 症例

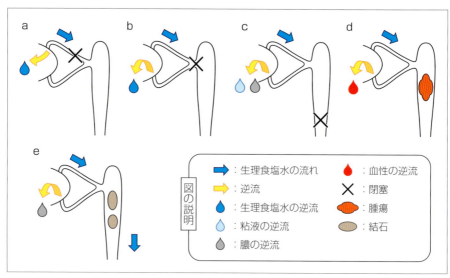

図 5. 涙管通水検査

a：上涙小管閉塞．通過がなく，通水する涙点から生理食塩水の逆流を認め，対側涙点からの逆流がなければ通水側の涙小管閉塞である．
b：通過がなく，対側涙点から生理食塩水の逆流を認める場合，総涙小管閉塞である．
c：通過がなく，対側涙点から粘液の逆流を認める場合，涙嚢または鼻涙管閉塞である．膿性逆流物を認める場合，涙嚢炎を併発している．
d：血性の逆流が認められた場合には，涙道内に腫瘍性病変を疑う．涙小管炎や涙嚢炎でも炎症が強い場合には血性の逆流物を認めることがある．
e：涙嚢結石の場合には膿性の逆流が認められることが多く，通過がある場合とない場合がある．

8．その他の検査
（涙道造影検査・鼻内視鏡検査・CT・MRI）

涙道造影検査は，涙道内視鏡が普及する以前では，閉塞部位を確認するための最重要検査であったが，X線被曝と画像の不鮮明さの問題があるため，必要時に行う検査と位置づけられている．現在では，Cone-beam CT などのコンパクトで被曝量の少ない CT が登場しており，画像の鮮明さや

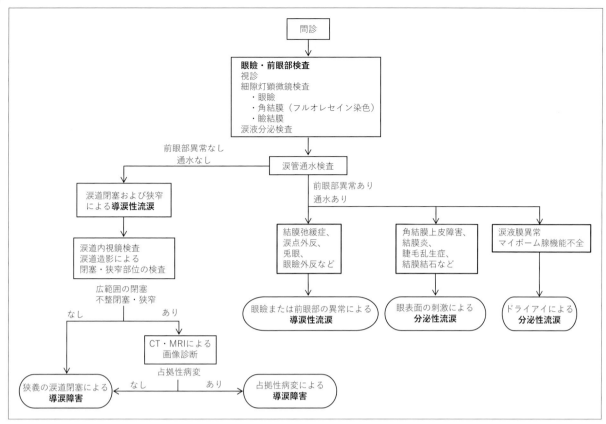

図 6. 流涙症診断のフローチャート

3D 構築可能であることより,有用性が増してきている.涙道内視鏡検査で,広範囲の閉塞や不整な閉塞・狭窄が認められた場合には腫瘍などの占拠性病変を疑って,CT,MRI,鼻内視鏡などの涙道周辺が観察可能な検査を行う.

以上の流涙症診断の流れをフローチャートにまとめた(図 6).

終わりに

流涙には分泌性流涙と導涙性流涙があり,原因は眼瞼,眼表面から鼻腔に至るさまざまな原因で引き起こされるため,流涙症の診断にあたっては,各部位での流涙の原因を引き起こす疾患を念頭に置いて観察,検査することが重要である.流涙症状は常にあることが多く,患者の QOL(quality of life)にも大きく影響する症状であるため,正しく診断して適切な治療を行う必要がある.流涙症状を引き起こす代表的な涙道閉塞においては,鼻内視鏡や涙道内視鏡の普及に伴い治療方法が大きく変遷してきており,患者のニーズに合った治療選択をしていくことが望まれる.

文献

1) 鎌尾知行,白石 敦:眼表面から見た流涙症.眼科手術,**27**:529-534,2014.
2) Yokoi N, Inatomi T, Kinoshita S:Surgery of the conjunctiva. Dev Ophthalmol, **41**:138-158, 2008.
   Summary　結膜疾患が流涙を含む諸症状を引き起こし,外科手術が有効であることをまとめた論文.
3) Belmonte C, Acosta MC, Merayo-Lloves J, et al:What Causes Eye Pain? Curr Ophthalmol Rep, **3**:111-121, 2015.
   Summary　眼表面における TRP ファミリーについて最近の知見をまとめた論文.
4) 渡辺彰英:【流涙症-完全制覇への道 2014 年バージョン】流涙症への眼瞼からのアプローチ.眼科手術,**27**:523-528,2014.
5) 柿崎裕彦:内眥部の解剖と導涙機構.日眼会誌,**111**:857-863,2007.

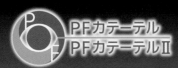

涙道チューブ

カテーテル材質にポリウレタンを採用

PFカテーテル

涙道粘膜への侵襲と仮膜形成の低減を目的とし、先端部を半球形状に加工

鼻腔からの観察・操作・中心位置の確認に有用な深度マーク・中心マークを付与

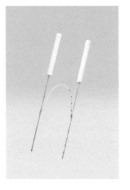

販売名：PFカテーテル

PFカテーテルII

チューブ表面にヘパリン化親水性材料（アンスロン）をコーティング

さまざまな応用が可能なロングタイプの涙道チューブ

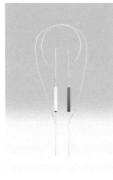

販売名：PFカテーテルII

製造販売元 東レ株式会社

Eye & Health Care
株式会社 ニデック

本社／〒443-0038 愛知県蒲郡市拾石町前浜34番地14 TEL.0533-67-8840
営業拠点／札幌・仙台・埼玉・東京・千葉・横浜・蒲郡・金沢・京都・大阪・高松・広島・福岡
URL　https://www.nidek.co.jp

Monthly Book **OCULISTA** 誌　創刊 5 周年記念書籍

すぐに役立つ
眼科日常診療のポイント
―私はこうしている―

■編集　大橋裕一／村上　晶／高橋　浩

眼科疾患の治療に留まらず、基本の検査機器の使い方からよくある疾患、手こずる疾患などを豊富な図写真とともに詳述！患者さんへのインフォームドコンセントの具体例も多数掲載！若手の先生はもちろん、熟練の先生も眼科医としての知識を必ずアップデートできる一書です！
ぜひお手に取りください！！

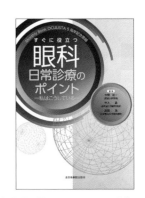

■2018 年 10 月発売　B5 判　オールカラー　300 頁　定価（本体価格 9,500 円＋税）

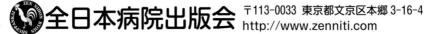

全日本病院出版会　〒113-0033 東京都文京区本郷 3-16-4　　Tel:03-5689-5989
　　　　　　　　　http://www.zenniti.com　　　　　　　　　Fax:03-5689-8030

特集/流涙を診たらどうするか

涙液クリアランスの評価について

鄭　暁東*

Key Words : 流涙症(epiphora), 涙液クリアランス(tear clearance), メニスカス(tear meniscus), フルオフォトメトリー(fluorophotometry), 前眼部光干渉断層計(anterior segment optical coherence tomography)

Abstract : 流涙症の評価には涙液クリアランスの評価は欠かせない. 涙液クリアランスを理解し, 正確に把握することは眼表面涙液の動態, 導涙機能の評価にも重要でありドライアイ, 流涙症の病態の理解, 発症機序, 治療に大変役立つと思われる.

実際には見えない涙液の流れを如何に観察するか, 以前より多くのリサーチや臨床検討がなされ工夫されてきた. 本稿では, 日常的に使用される細隙灯顕微鏡による観察法, Fluorophotometry 法, フルオレセインテスト試験紙法, 涙道シンチグラフィー, PMMA 粒子法, フルオレセインプロフィロメトリー, 前眼部光干渉断層計による評価法などの方法を紹介する. 現時点において, 涙液クリアランス, 導涙機能だけではなく眼表面全体を含めた涙液の動態評価もできる一つだけの完璧な検査法はいまだ存在しないと考えるべきで, 今後機器の改良, 検査材料の進歩によって, より簡便, 高感度, 低侵襲な検査法の開発を期待したい.

はじめに

涙液層は, 眼表面を外界から守る第一防御ラインである. ほこりや病原体, さまざまな微生物や異物の侵入を防ぐ重要な役割を担っている. また, 涙液内には血清の成分でもあるリゾチーム, 上皮増殖因子や抗体など重要な成分が含まれ, 眼表面の健常な環境づくりに重要である. 涙液の産生は涙腺および副涙腺で, 角結膜表面を覆い排出は涙道である. 眼表面に安定した涙液環境を保つには以下の方式が必要とされている[1].

TTR(S+C) = (D+E+PC+PK).

TTR : tear turnover rate(涙液ターンオーバーレート)

S : secretion(涙腺および副涙腺から分泌)

C : fluid transduction through conjunctiva(結膜から滲出)

D : tear drainage through nasolacrimal duct(涙道排出)

E : evaporation(蒸発)

PC : conjunctival permeability(結膜へ浸透)

PK : corneal permeability(角膜へ浸透)

健常人におけるこれら成分バランスは D>E>PC>PK とされている.

この涙液生理動態の方式に何らかのトラブルが起こるとバランスが崩れ, 涙液は不安定状態に陥って眼表面の疾患につながると考えられる. 例えば涙液の産生が不十分になると涙液分泌減少型ドライアイを生じ, 一方で涙液の排出がうまくいかないと涙液が溢れて流涙症状の原因となる.

涙液の排出が上手くできているかどうかを評価することは正しい治療につながり大変重要である. 本稿は, 流涙症の評価について解説する.

* Xiaodong ZHENG, 〒791-0295 東温市志津川 454 愛媛大学大学院医学系研究科眼科学, 准教授

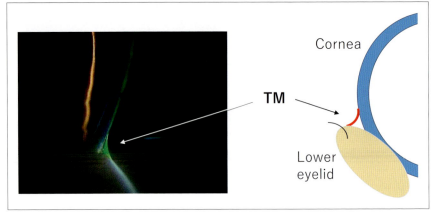

図 1. 涙液メニスカス(TM)をフルオレセインにて染色，可視化することで細隙灯顕微鏡により観察される．

細隙灯顕微鏡による観察法

最も簡便に涙液クリアランスを評価する手法は細隙灯顕微鏡による涙液メニスカスの観察である．メニスカスの形状や高さの状態により間接的に涙液の流れていく状況を把握する方法である．通常，涙液を可視化するにはフルオレセイン色素紙を用いて染色することが多い．結膜嚢内に貯留する涙液は角膜と眼瞼縁の間にメニスカスとして観察される(図1)．このメニスカスの高さが正常を超える場合は，分泌性流涙や涙道閉塞によるものと推測できる．この方法は，通常の前眼部診察と同時に行い，眼瞼，睫毛の異常や角結膜の病変の有無の確認もできる．さらに涙液層の破綻時間，角結膜の上皮障害や結膜弛緩症，涙点の形状などが観察できる簡便な方法である．

一方で，この方法の注意点としては，①フルオレセイン染色紙に過量の水分を含めると，実際の涙液量より過大に評価される可能性がある，②細隙灯顕微鏡の光による刺激で分泌性流涙を引き起こす可能性があり，自然な涙液の動態とはいえない．本法のコツは，色素紙を濡らす程度で余分な水分を切って最小限の色素で染色することである．また，涙液染色後，患者に自然瞬目してもらいながら角結膜，涙点の観察をし，流涙の場合はフルオレセイン色素のこぼれる様子も観察できる．フルオレセイン染色法はとても便利で，いつでも誰でも通常の診療と同時に行える低コストな方法である一方で，細隙灯顕微鏡の光源(スリット)の方向，角度によってメニスカスの形状が変化するため定性検査で定量評価はできない(図2)．また，検者の経験や手法に左右されやすいなど問題点が挙げられる．また，前述の理由とフルオレセイン色素使用のため完全非侵襲的な検査とはいえない．

Jones fluorescein test 法

Jones 法とは，1962年 Jones 氏が報告した流涙症を簡便に検査できる方法で，1%フルオレセイン液を点眼し，1〜5分後，鼻腔内綿棒でフルオレセイン色素の有無を確認する．色素が確認できれば涙液の自然な流れがあり涙道閉塞がないことがいえる．色素を認めない場合は second dye test として，生食にて涙道洗浄し鼻腔内洗浄液内フルオレセイン色素を確認する方法である[2]．Jones は簡便な方法であるが20%ほど高い偽陽性率を認める．これは，Maurice と Doane が涙液量自体が少ない場合では，涙液は涙道粘膜に完全に吸収されてしまう結果と推測した[3,4]．そのため，この方法は流涙症の臨床診断にあまり役に立つことなく普及されていなかった．

Fluorophotometry 法

Webber が1987年に報告した方法で，蛍光計測機器による涙液内蛍光の減弱度を測定することで導涙機能を定量的に評価する方法である[5]．この方法は精度が高い検査法である一方で，検査時間が30分以上かかるということと特殊機器を必要

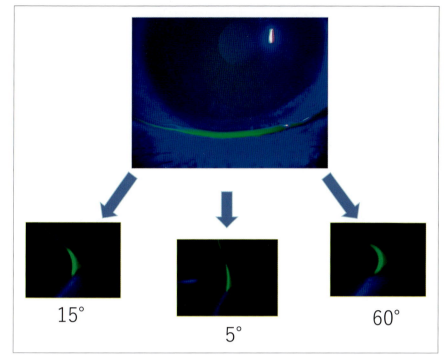

図 2. 細隙灯顕微鏡のスリット光の角度によって涙液メニスカスの形状が変化する.

とする検査であるため,一般的な臨床応用は困難である.さらに,計測されたフルオレセインの輝度は涙液内の色素だけでなく角膜内に取り込まれるものにも影響され,特にドライアイなど角膜上皮障害のある症例には角膜内にフルオレセインが多く取り込まれてしまい,涙液のクリアランスが過少に評価される可能性があることが問題点として指摘される[6].

フルオレセインテスト試験紙法

1995 年 Xu らが考案した涙液クリアランスを簡便に測定する方法で,フルオレセインを点眼し,5 分後シルマー紙にて涙液内フルオレセインの色調を調べ,原液から希釈度を判断する方法である[7].

この方法は簡便に行われるが,半定量法で,また,シルマー紙を使用することで完全に非侵襲的な検査とはいえない.

涙道シンチグラフィー

1972 年 Rossomondo らが初めて涙道シンチグラフィーを利用して涙液のターンオーバーを定量評価および涙道造影を試みた[8].放射性物質トレーサー,^{99}Tc を点眼後,経時的にガンマ計測カメラにて眼表面を撮影し,眼表面および付属涙器に残留した放射物質を計測する.結膜囊,涙囊,鼻涙管および鼻腔など 4 つのアパートメントから涙液クリアランスモデルが構築され,涙液のフローレートは 1~8 μl/min と推測された[9].

涙道シンチグラフィーは眼表面と涙道の涙液の流れを同時に可視化し,定量評価もできる方法である一方で,最大の問題点は放射性物質を使用することと検査に費用がかかることで,臨床応用は困難である.

PMMA 粒子法

我々は,涙液を可視化するもう 1 つの方法,PMMA 粒子法を考案した[10][11].0.2%フルオレセイン染色液に PMMA 微粒子を混ぜた点眼を用いた検討である.点眼後高速カメラにて染色液内を浮遊している粒子の動きを追い,涙液の流れを Motion analyzer ソフトにて計測することで涙液の動態を解析する(図 3).瞬目後涙液の快速流れ(Kreibel フロー)は,正常人においては加齢によって低下し,また,眼位の変動,特に内転によって導涙が促進されることが示された.

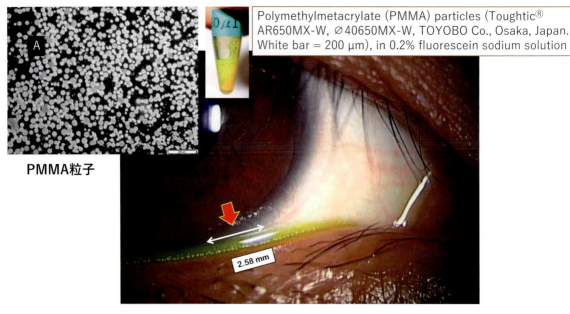

10フレーム(0.337s)に粒子の移動距離は2.58mmで粒子速度は7.66mm/sである

図 3. PMMA 粒子法による導涙速度の計測

　このPMMA粒子法は定量検査できる方法であるが,粒子を使用することで異物感や点眼後による涙液の量と質の変化もあり,完全非侵襲的な検査ではなく,また,解析に特殊ソフトと手間がかかることも問題点として挙げられる.

フルオレセインプロフィロメトリー

　低濃度フルオレセインによる角膜染色後,涙液のwash out過程で眼表面に投影されたLEDダイオード青光をトポグラフィー機によって観察することで涙液のクリアランスを評価する方法である[12].前眼部OCTによる涙液クリアランス(後述)と類似した結果が報告されているが,フルオレセインを使用することは完全非侵襲的手法ではなく,また,紙ストレープフルオレセインによって染色するため,厳密にいえば定量性検査ではないなどが問題点である.

前眼部光干渉断層計による評価法

　前眼部光断層計(anterior segment optical coherence tomography:AS-OCT)は眼底OCTより約10年遅れて1995年頃から臨床応用されるようになった.今まで角膜や前房,隅角の形態解析に応用されているほか,緑内障術後ブレブの解析,涙液メニスカスの解析など新しいアプリが徐々に搭載され,前眼部組織をin vivoで観察することができ,病態解明に大いに威力を発揮している.2018年4月より日本では緑内障および角膜手術の症例に保険適用され,今後ますます眼科臨床医の日常診療に身近なものとなっている[13].

　通常の涙液の観察は細隙灯顕微鏡にて行うことができるが,可視光の強い光の刺激で反射的に涙液の量の変化が起こり得るため,自然な状態での涙液の観察とは言いがたい.これに対して前眼部OCTは,不可視検査光源を使用するため,検査光のまぶしさはなく,より自然な状態での涙液を直接観察することができ,非接触,非侵襲的な測定が可能である.また,前眼部OCTの動画モードを利用して,瞬目時の眼瞼断層形状,球結膜の動きと涙液メニスカスの動態変化についての観察も可能となっている.

　前眼部OCT(CASIA2, Tomey)によるメニスカスを撮影し,内蔵キャリパーにてメニスカスの高さ(tear meniscus height:TMH)と面積(tear meniscus area:TMA)を計測することができる(図4).OCT涙液クリアランス検査の手順を説明

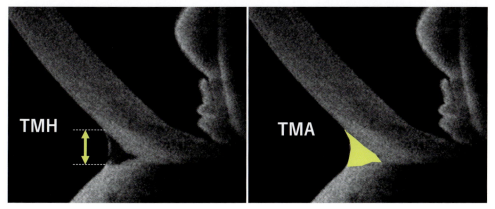

図 4. 前眼部光干渉断層計(OCT)による涙液メニスカスの高さ(TMH)および面積(TMA)の計測

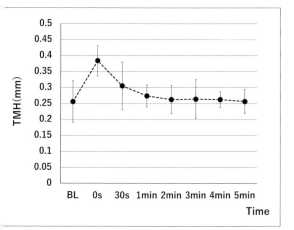

図 5. 正常眼の OCT(TMH)クリアランス(TMH)
生理食塩水 5 μl 点眼後 TMH の経時変化を示す．点眼直後から 30 秒間の TMH の減少率が最も高い．
BL : baseline

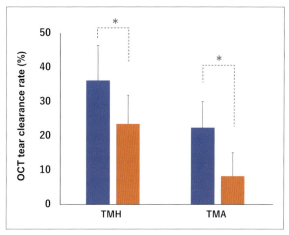

図 6. 加齢による OCT クリアランスの変化
TMH および TMA のクリアランスレートいずれも有意に低下する(＊ : P＜0.05)．

すると，まず被検者は自然瞬目状態にてメニスカスを撮る(baseline data)．5 μl 生理食塩水(30℃)をマイクロピペットにて点眼，涙液を負荷し，点眼直後と一定時間後メニスカスを撮影する．点眼後メニスカスの動態変化については図 5 に示す通りで，メニスカスは約 2 分後に baseline に戻り，点眼直後 30 秒間急速低下する急速相(early phase)における TMH および TMA の減少率を涙液クリアランスと定義した．OCT 涙液クリアランスレートの計算式は以下のようになる[14)15)]．

Tear clearance Rate(TMH)＝(TMH 0 sec－TMH 30 sec)/TMH 0 sec×100%

TMH/A の減少率を求めることで OCT 涙液クリアランスレートを算出する．

加齢による涙液クリアランスの評価について，健常人若年者 50 人(平均 27.3±11.2 歳)と高齢者 50 人(平均 69.2±7.9 歳)を検討した．TMH クリアランスレート，若年者平均 36.2±7.6%に対して高齢者は 23.5±8.7%と有意に低下していることが判明した．TMA レートも同様な変化を示した(図 6)．また，加齢と涙液クリアランスレートとは負の相関を示した(TMH clearance rate vs. Age : Spearman correlation coefficient r＝－0.438, P＝0.001)．

OCT クリアランス試験による涙道術後導涙機能について評価した．鼻涙管吻合術(DCR 群)後 17 例，涙道チュービング術(CGI 群)後 22 例および健常者(コントロール群)27 例の 3 群を比較検討した．生食水点眼後 30 秒後，3 群の TMH クリアランスレートは，それぞれ 16.1±19.3, 24.1±

24.8 および 29.3±17.9 で，TMA クリアランスレートは，それぞれ 24.4±33.3，50.5±27.1，50.7±18.6 で DCR 群の TMA クリアランスレートは CGI 群とコントロール群より有意に低かった（P＝0.0076，P＝0.0046）．本検討の結果より DCR 術後の早期（点眼負荷 30 秒）涙液クリアランスの低下は涙囊のポンプ機能の低下によるものが考えられた．また，点眼負荷 1 分以降の OCT クリアランスについては 3 群間に有意差はなかった．この結果より，涙道閉塞症治療の術式によって術後導涙機能の違いが理解され，今後は術式の選択や術後評価に OCT クリアランスが有用と考えられる[16]．

文　献

1) Tomlinson A, Khanal S：Assessment of tear film dynamics：quantification approach. Ocular Surf, **3**：81-95, 2005.

2) Zappia RJ, Milder B：Lacrimal drainage function：1. The Jones Fluorescein Test. Am J Ophthalmol, **74**：154-159, 1972.

3) Maurice DM：The dynamics and drainage of tears. Int Ophthalmol Clin, **13**(1)：103-118, 1973.

4) Doane MG：Blinking and the mechanics of the lacrimal drainage system. Ophthalmology, **88**：844-851, 1981.

5) Webber W, Jones D, Wright P：Fluorophotometric measurements of tear turnover rate in normal healthy persons：evidence for a circadian rhythm. Eye, **1**：615-620, 1987.

6) Webber W, Jones D：Continuous fluorophotometric method of measuring tear turnover rate in humans and analysis of factors affecting accuracy. Med Biol Eng Comput, **24**：386-392, 1986.

7) Xu K, Tsubota K：Correlation of tear clearance rate and fluorophotometric assessment of tear

turnover. Br J Ophthalmol, **79**：1042-1045, 1995.

8) Rossomondo RM, Carlton WH, Trueblood JH, et al：A new method of evaluating lacrimal drainage. Arch Ophthalmol, **88**：523-525, 1972.

9) Hilditch T, Kwok C, Amanat L：Lacrimal scintigraphy. 1. Compartmental analysis of data. Br J Ophthalmol, **67**：713-719, 1983.

10) Yamaguchi M, Ohta K, Shiraishi A, et al：New method for viewing Krehbiel flow by polymethylmethacrylate particles suspended in fluorescein solution. Acta Ophthalmol, **92**：e676-e680, 2014.

11) Zheng X, Yamaguchi M, Kamao T, et al：Visualization of tear clearance using anterior segment optical coherence tomography and polymethylmethacrylate particles. Cornea, **35**(Suppl 1)：S78-S82, 2016.

12) Garaszczuk IK, Iskander DR：Quantitative assessment of tear dynamics with fluorescein profilometry. Cont Lens Anterior Eye, **40**：208-212, 2017.

13) 鄭　暁東，大島裕司，大橋裕一ほか：より速く，より深く，より鮮明に！：光干渉断層計は進化する．あたらしい眼科, **30**(1)：1-2, 2013.

14) Zheng X, Kamao T, Yamaguchi M, et al：New method for evaluation of early phase tear clearance by anterior segment optical coherence tomography. Acta Ophthalmol, **92**：e105-e111, 2014.
Summary　前眼部 OCT を用いた涙液クリアランス評価の初報告．

15) 鄭　暁東：涙液クリアランス測定について教えて下さい．あたらしい眼科, **30**：151-155, 2013.

16) Kouchi S, Kamao T, Zheng X, et al：Changes intear dynamics after surgical treatment for nasolacrimal duet obstruction：Comparative study between dacryocystorhinostomy and bicanalicular intubation. 2019 ARVO. abstruct.

特集/流涙を診たらどうするか

流涙症と視機能

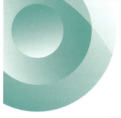

高　静花*

Key Words : 流涙症(epiphora)，視覚の質(quality of vision)，生活の質(quality of life)，涙液(tear film)，ドライアイ(dry eye)，定量評価(quantitative assessment)

Abstract : ドライアイはその定義において視機能異常が組み込まれるなど，視機能評価に関する研究がますます発展する一方で，流涙症は同じく一般の日常外来でよく遭遇する涙液異常でありながら，その視機能についてほとんど知られていなかった．本稿においては，流涙症のquality of life(QOL)およびquality of vision(QOV)についてこれまでの知見と併せて解説する．

はじめに

「涙が出る」という表現は，感動の涙や悲しみの涙など情動に伴う流涙の場合には美しいものとしてとらえられるが，流涙を訴えて実際に来院する「流涙症」患者にとってその症状は美しいものやポジティブなものではない．

流涙症とドライアイは自然経過あるいは治療によって涙液量が変化してその立ち位置が入れ替わることがあり，ドライアイに対する涙点プラグ治療によって流涙症になるのはその典型例である．ドライアイはその定義において視機能異常が組み込まれるなど，視機能評価に関する研究がますます発展する一方で，流涙症は同じく一般の日常外来でよく遭遇する涙液異常でありながら，その視機能についてほとんど知られていなかった．本稿においては，流涙症のquality of life(QOL)およびquality of vision(QOV)について解説する．

流涙症とドライアイ

眼球の最表層に位置する涙液層は，瞬目による光学面の形成といった光学的な重要な役割を果たす．生理学的に良い涙液動態を保つためには，涙液の質(安定性)と涙液の量，涙液の特性が重要であるが，それらが正常な状態でなくなると眼光学系にも影響を及ぼすと考えられる[1]．涙液の安定性が低下した状態において涙液量で分類すると，その代表的なものは，涙液量減少タイプは涙液減少型ドライアイ，涙液量正常タイプは水濡れ性低下型ドライアイ，涙液量過剰タイプは流涙症，が挙げられる．

ドライアイについていえば，日常診療において，ドライアイだけが原因で通常の視力検査で視力不良というのは重症症例を除けばほとんどない．それがゆえ，かつては「ドライアイは視力低下を生じない疾患」と考えられてきた．しかし，視覚の質(quality of vision)の重要性が広く認識され，各種疾患および手術アウトカムの評価として従来の視力検査だけでなく，より正確に視覚の質を評価することが求められるようになり，ドライアイ

---

* Shizuka KOH, 〒565-0871　吹田市山田丘2-2　大阪大学大学院医学系研究科視覚先端医学，寄附講座准教授

における視機能評価が発展した．通常の視力検査では検出できない視機能の測定方法として，コントラスト感度，実用視力，角膜形状解析，波面センサー，散乱測定などさまざまな方法が用いられることにより，ドライアイにおける視機能低下が明らかとなった．

ドライアイへのアプローチとして「涙液」の研究が近年盛んになってきて，その結果，流涙症を含めた涙液・涙道分野がクローズアップされるようになってきた．そして，流涙症をドライアイから独立させることなく，同じ領域の疾患として検査・治療を考えていくべきという考えのもと，ドライアイと流涙症は「さまざまな要因による慢性疾患」であり，「眼不快感や視機能異常を伴う」を伴うという点が両者において大きな柱であり，かつ共通点になっている[2]．

流涙症が QOL に及ぼす影響

流涙を訴える患者は流涙の他にどんなことを訴えるか思い浮かべていただきたい．「涙のせいで，目の周りがいつも赤くなる，目尻がただれる，見た目が悪い」「涙がずっと出るのでハンカチが手放せなくて困る」「いつも泣いている，と言われる」「涙目で見えにくい，うっとうしい」「涙が出るのでアイメイクがよれて困る」…他にもさまざまな訴えが考えられるだろうが，流涙による眼瞼皮膚異常，流涙による見えにくさがあり，それがゆえに日常生活でも困っている，社会的にもマイナスの印象を持たれることがある，精神的にも良くないという具合にまとめられる．

これまでに，流涙症患者に自覚症状の問診を行い QOL あるいは vision related QOL を評価したものとして，Glasgow benefit inventory (GBI)[3]~[6]，ocular surface diseased index (OSDI)[7]，NEI VFQ-25[8]，Lac Q questionnaire[9][10]，Catquest-9SF[11]，独自の問診票[12]，などを用いた研究が知られている．これら既報によれば，流涙症は社会的・精神的に QOL に負の影響を及ぼすこと，日常生活における見え方の困り度合いは，白内障手術待機患者と同じレベルであること，そして涙道手術治療により QOL の改善が得られることが報告されている．

流涙症における視機能測定

常に眼球表面上で変わりゆく涙液の変化は，ときに時間変化に伴う特徴的な見え方の変化を自覚させることがある．「まばたきをしたときは見えるけど，だんだんと見にくくなる」「まばたきしたときに見にくい」などといった，時間軸を含んだ自覚症状を訴えるときには，視機能連続測定が有用である[13]．「最高瞬間風速測定」的な性質をもつ通常の視力検査ではこれをとらえることができない．視機能の連続測定としては，実用視力検査，波面センサーによる高次収差の連続測定が定量評価として有用である．いずれの検査もドライアイにおいてその視機能低下を示すのに用いられる．

涙点プラグ挿入後の流涙症の視機能

Sjögren 症候群に伴う涙液減少型ドライアイに対する涙点プラグ治療後に見えにくさを訴えた症例を図 1 に示す[14]．点眼治療が有効でなかったため涙点プラグを上下涙点に挿入したところ，治療後の受診時に「ドライアイはよくなったが，まばたきのたびに見にくい」と患者が訴えた．波面センサーによる高次収差の変化をみると，涙点プラグ治療前は瞬目にかかわらず変動はあるもののベースラインが高い．涙点プラグ治療後は瞬目後に高次収差のピークを示し，その後徐々に下がり，また瞬目でピークを迎えるというパターンを示し，「まばたきのたびに見にくい」という患者の訴えを反映していることがわかる．網膜像シミュレーションのランドルト環でもそれがよくわかる（図 2）．実用視力検査を用いた測定によっても，涙点プラグ挿入後に過剰な涙液が貯留した場合に実用視力が低下することが報告されている[15]．

流涙症の涙管チューブ挿入前後の視機能

筆者らは涙道閉塞症例に対する涙管チューブ挿

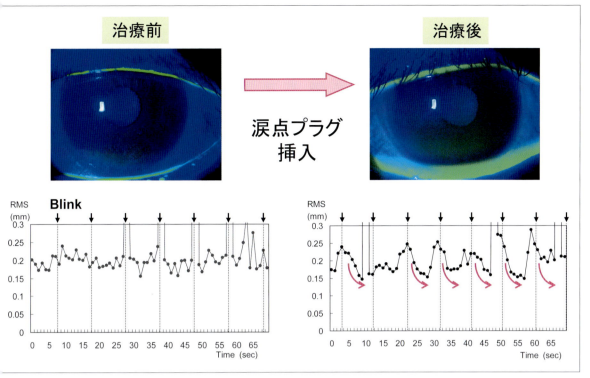

図 1. 涙液減少型ドライアイ(42歳，女性)に対する涙点プラグ治療後に見えにくさを訴えた症例
（文献 14 より改変引用）

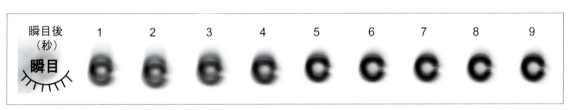

図 2. 涙点プラグ治療後の網膜像シミュレーション

入前後で，涙液動態および視機能評価を行った[16]．代表症例を図3〜5に示す．涙管チューブ挿入後に下方涙液メニスカスは著明に小さくなっている（図3）．自由瞬目で1分間測定した実用視力は治療前ではその変動が大きく，また，実用視力低下時に瞬目がたくさん認められるのに対し，治療後は実用視力が比較的安定し，また瞬目回数の減少も認められる（図4）．波面センサーを用いて瞬目後10秒間の高次収差の測定を行った．瞬目後3秒間くらいに注目すると，治療前に比べて治療後は網膜像シミュレーションのランドルト環の質が改善しており，また，治療前の高次収差カラーマップにみられる濃い暖色や寒色が治療後には著明に減少していることがわかる．

すなわち，流涙症の視機能低下のメカニズムとしては以下が考えられる．流涙症で過剰な涙液が貯留すると，瞬目のたびにその涙液が眼表面上を移動し，眼表面上の涙液の安定性が損なわれるため，瞬目直後の実用視力低下および高次収差の増加を認める．見えにくさを感じるとそれを解消しようと瞬目が多くなるが，その瞬目のたびにまた見えにくくなるという悪循環に至る．涙管チューブ挿入により流涙症が改善すると，涙液の安定性が改善され，見え方の変動も改善され，また瞬目しようという代償行為も減少する．このように，視機能の連続測定により，流涙症における視機能低下を定量的に評価することが可能である．

おわりに

超高齢社会が進むにつれ，流涙を訴える患者は

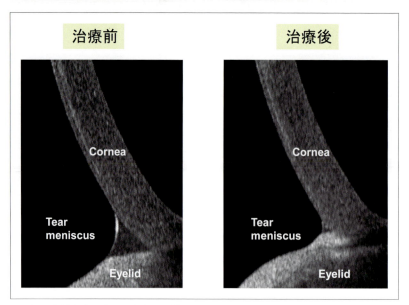

図 3. 流涙症(72 歳, 男性)の涙管チューブ挿入前後での下方涙液メニスカス
(文献 16 より引用)

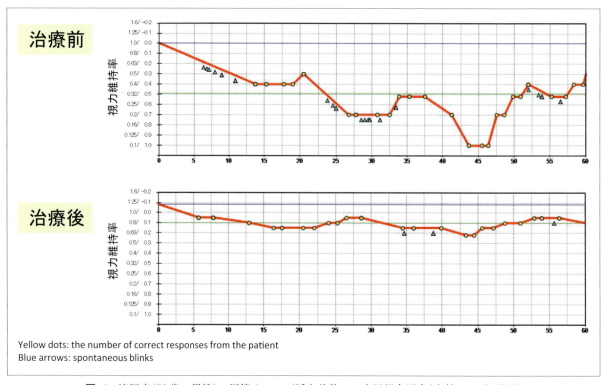

図 4. 流涙症(72 歳, 男性)の涙管チューブ挿入前後での実用視力測定(文献 16 より引用)
赤い線が実用視力を示し, 小さな青い三角形が瞬目を示す.

今後増えると予想される. 日常臨床のなかで常に患者の訴えに耳を傾けることは大事であり, その困っている症状を拾い出して改善させるのが医師の務めである. 流涙症の分野はまだまだ発展の余地がある. 1 人でも多くの涙道・涙液疾患の患者がより良い QOV および QOL を得られるよう, この分野の今後の益々の発展を祈っている.

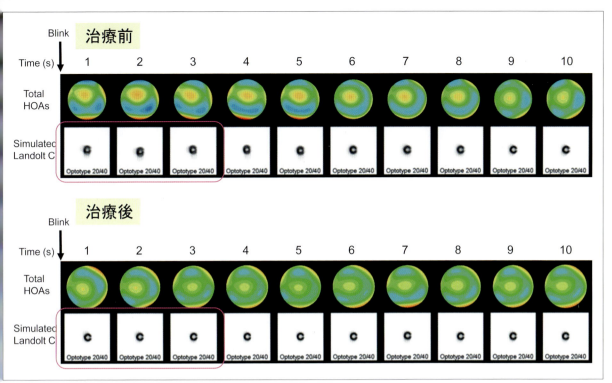

図 5. 流涙症(72 歳,男性)の涙管チューブ挿入前後での波面センサーによる高次収差測定
(文献 16 より引用)

文　献

1) Koh S, Tung CI, Inoue Y, et al：Effects of tear film dynamics on quality of vision. Br J Ophthalmol, **102**(12)：1615-1620, 2018.
2) 高　静花：ドライアイと流涙症の関係を教えてください．あたらしい眼科,**30**：30-33,2013.
3) Ho A, Sachidananda R, Carrie S, et al：Quality of life assessment after non-laser endonasal dacryocystorhinostomy. Clin Otolaryngol, **31**(5)：399-403, 2006.
4) Smirnov G, Tuomilehto H, Kokki H, et al：Symptom score questionnaire for nasolacrimal duct obstruction in adults-a novel tool to assess the outcome after endoscopic dacryocystorhinostomy. Rhinology, **48**(4)：446-451, 2010.
5) Oh JR, Chang JH, Yoon JS, et al：Change in quality of life of patients undergoing silicone stent intubation for nasolacrimal duct stenosis combined with dry eye syndrome. Br J Ophthalmol, **99**(11)：1519-1522, 2015.
6) Jutley G, Karim R, Joharatnam N, et al：Patient satisfaction following endoscopic endonasal dacryocystorhinostomy：a quality of life study. Eye (Lond), **27**(9)：1084-1089, 2013.
7) Shin JH, Kim YD, Woo KI, et al：Impact of epiphora on vision-related quality of life. BMC Ophthalmol, 21：**15**：6, 2015.
8) Kabata Y, Goto S, Takahashi G, et al：Vision-related quality of life in patients undergoing silicone tube intubation for lacrimal passage obstructions. Am J Ophthalmol, **152**(1)：147-150. e2, 2011.
9) Mistry N, Rockley TJ, Reynolds T, et al：Development and validation of a symptom questionnaire for recording outcomes in adult lacrimal surgery. Rhinology, **49**(5)：538-545, 2011.
10) Ali MJ, Iram S, Ali MH, et al：Assessing the Outcomes Of Powered Endoscopic Dacryocystorhinostomy In Adults Using The Lacrimal Symptom (Lac-Q) Questionnaire. Ophthal Plast Reconstr Surg, **33**(1)：65-68, 2017.
11) Bohman E, Wyon M, Lundström M, et al：A comparison between patients with epiphora and cataract of the activity limitations they experience in daily life due to their visual disability. Acta Ophthalmol, **96**(1)：77-80, 2018.
12) Cheung LM, Francis IC, Stapleton F, et al：Symptom assessment in patients with functional and primary acquired nasolacrimal duct obstruction before and after successful dacryocystorhinostomy surgery：a prospective study. Br J

Ophthalmol, **91**(12)：1671-1674, 2007.

13) Koh S：Irregular Astigmatism and Higher-Order Aberrations in Eyes With Dry Eye Disease. Invest Ophthalmol Vis Sci, 1：**59**(14)：DES36-DES40, 2018.

14) Koh S, Maeda N, Ninomiya S, et al：Paradoxical increase of visual impairment with punctal occlusion in a patient with mild dry eye. J Cataract Refract Surg, **32**：689-691, 2006.
Summary 流涙症の涙管チューブ挿入前後の視

機能評価の文献.

15) Kaido M, Ishida R, Dogru M, et al：Efficacy of punctum plug treatment in short break-up time dry eye. Optom Vis Sci, **85**(8)：758-763, 2008.

16) Koh S, Inoue Y, Ochi S, et al：Quality of Vision in Eyes With Epiphora Undergoing Lacrimal Passage Intubation. Am J Ophthalmol, **181**：71-78, 2017.
Summary 涙点プラグ挿入により見えにくさを訴えたドライアイの波面収差解析の症例報告.

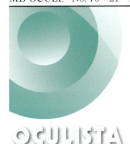

特集/流涙を診たらどうするか

涙道閉塞と流涙症について
―涙小管閉塞―

三村真士*

Key Words : 流涙症(epiphora), 涙小管閉塞(canalicular obstruction), 涙小管形成術(canaliculoplasty), 結膜涙囊鼻腔吻合術(conjunctivo-dacryocystorhinostomy), 涙管チューブ挿入術(lacrimal intubation), Jones tube

Abstract : 涙小管閉塞は涙液排泄路の遮断に加えて,涙囊・鼻涙管での涙液吸収も妨げるため,重度の流涙症状を呈することが多い.涙小管閉塞の原因には,先天性,炎症性,外傷性,医原性,腫瘍性などが考えられる.涙道閉塞症の治療は,最も多い総涙小管閉塞症に対しては涙道内視鏡を使用した涙管チューブ挿入術を適応し,その治癒率は90%を超える.一方で,閉塞距離が長い中等度~重症例では,涙小管形成術もしくはJones tubeを併用した結膜涙囊鼻腔吻合術が行われる.しかし,前者は治癒率50%前後,後者は治癒率90%を超えるもののtubeに関連した合併症の管理が問題となる.幸いにして,重症涙小管閉塞は原因がはっきりしていないものは少ない.したがって,重症涙小管閉塞を発症しないように予防すること,発症しても重症化しないように初期段階での治療介入が重要であり,これは専門医のみならず一般眼科医にも必要な知識である.

はじめに

流涙症は患者のquality of lifeを損なう重要な眼症状である[1].流涙症は涙液の分泌,蒸発,吸収[2]そして排泄のバランスが崩れると発症する.これらの原因のうち,涙小管閉塞は,涙液排泄機能の低下に加えて,涙囊・鼻涙管による涙液吸収機能も妨げられてしまうため,症状が鼻涙管閉塞に比べて重い場合が多い.この稿では涙小管閉塞について,文献的および経験的知見に基づいて解説する.

涙小管の解剖および生理

日本人では直径0.3~1 mmで全長10~15 mm(垂直部2 mm, 水平部8 mm, 総涙小管0~5 mm)とされている[3].さらには,垂直部と水平部の境を涙小管膨大部(ampulla canaliculi lacrimalis), 内総涙点(総涙小管と涙囊の移行部)近傍の膨大部をMaier洞というが,明らかな膨大を認めない場合も多い.上皮は非角化重層扁平上皮であり(図1),涙小管垂直部の周りはRiolan筋,涙小管水平部の周りはHorner筋によって覆われていて,涙液の能動的排出に関わる.上下の涙小管は内眥靭帯の背側で総涙小管に合流する.90~95%はこの形をとるが,それ以外は別々に涙囊に接続する[4].Riolan筋およびHorner筋が瞬目時に収縮し,涙小管内に受動的に入ってきた涙液を能動的に涙囊側に排出する.上皮は豊富な弾性線維に裏打ちされているがこの能動的排出に必須であり,炎症などで線維化して弾性力を失うと,排出機能が低下する[3].また,涙小管は上下あるため,どちらか片方が開放していれば治療適応がないと思われがちであるが,それでも半数は流涙症の自覚があるとされている[5]ので,決して治療適応がないわけ

---

* Masashi MIMURA, 〒569-8686 高槻市大学町2-7 大阪医科大学眼科学教室

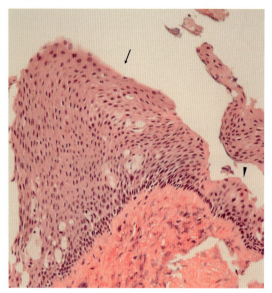

図 1. 総涙小管の非角化重層扁平上皮（矢印）から涙嚢の立方円柱上皮（矢頭）への移行部（HE 染色）

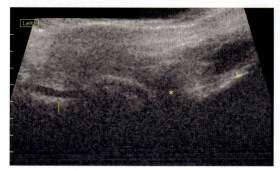

図 2. 超音波生体顕微鏡を用いた涙小管の観察（涙点プラグ（＊）が迷入した症例）
涙点側の涙小管（矢頭）は拡大しているが，涙嚢側（矢印）は正常である．

ではないことに留意が必要である．

涙小管閉塞の評価

　涙小管閉塞症の程度を表現する場合，本邦では矢部・鈴木分類を使用することが多い．すなわち，総涙小管閉塞を grade 1，涙点から 7～8 mm 以上涙小管が開放している場合を grade 2，それ以上を grade 3 としている．これは涙管チューブ挿入術を用いて涙小管を再建した場合，比較的治療成績が良いものを grade 1～2 として，grade 3 ではチューブ挿入術では難治となるため結膜涙嚢鼻腔吻合術を考慮する，という意味合いがある．ただし，grade 3 でも涙管チューブ挿入術の適応はある．例えば，涙点より 3 mm の位置で閉塞していたとしても閉塞距離が 1 mm 程度の涙小管閉塞である場合，涙小管の 90％以上が正常であるため，涙管チューブ挿入で十分治療は可能である．そのため，筆者はどのような涙小管閉塞であれ，とりあえずは涙小管形成術を一度トライし，再発するようであれば結膜涙嚢鼻腔吻合術に移行するようにしている．また，超音波生体顕微鏡（ultrasound biomicroscope：UBM）を使用して涙小管を非破壊的に評価できる場合があるので，術前評価に用いている[6]（図 2）．加えて，涙小管閉塞の 1/4 に鼻涙管の閉塞を合併しているということも忘れてはならない[7]．

涙小管閉塞の原因

　涙小管閉塞の原因は先天性，炎症性，外傷性，医原性，その他に分けられる．前述したように，鼻涙管閉塞とは異なり涙小管閉塞は，いったん涙小管上皮および上皮下の弾性線維が瘢痕となり弾力を失うと，再建が非常に困難となる．したがって，常に流涙症状や涙小管周囲の異常をみた場合，その原因を追求し，もし涙小管閉塞に至る可能性がある所見があれば，早急に治療介入することが専門医のみならず一般眼科医に要求される．

1．先天性

　涙小管は外胚葉由来で，涙嚢および鼻涙管は中胚葉由来である[8]．胎生 6～8 か月頃にこれらの異なった原基より発生した涙小管と涙嚢が接続するが，この接続がうまくいかなかった場合，先天性涙点・涙小管低形成や涙小管皮膚瘻が発生する．先天性涙小管異常に対しては，症状によっては手術を考慮するが，幼少時に大掛かりな手術をすることは一般的に避けられる．

2．炎症性

　重症結膜炎，特にウイルス性のものは涙小管閉塞に陥りやすい．また，類天疱瘡，Stevens-Johnson 症候群，Graft Versus Host 症候群も同様に，高度の結膜炎が涙小管に波及し完全閉塞に至ることがあるため，早急な消炎による治療介入および注意深い経過観察が必要である．涙小管周囲の結

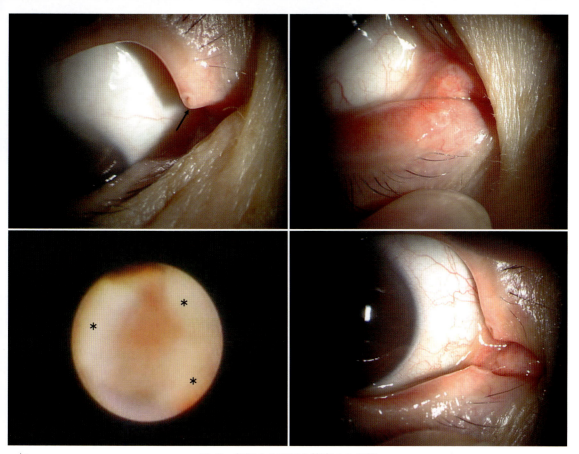

図 3. 右側の上下涙小管炎の 1 症例

a | b
c | d

上涙点に黄色の菌石が見てとれる(a：矢印)．下涙小管は全体的に腫脹している(b)．涙道内視鏡検査で菌石(*)を認めることができる(c)．涙点切開，圧出，涙道内視鏡下で涙道洗浄を行い，完治した(d)．

膜に高度な炎症がみられたら，予防的涙管チューブ挿入の適応も考える．

　涙小管炎は涙小管閉塞に合併した感染症で，比較的頻度は高い．起因菌は Actinomyces Israelii もしくは Candida が最も多いとされているが，ウイルス感染や点眼剤も影響しているとも報告されている[4]．涙小管炎をきたすと徐々に菌石(dacryolith)を形成し，涙小管は拡張する．この菌石をベースに持続的に膿を産出し，結膜嚢に排出されるとともに，慢性炎症の結果として涙小管粘膜に肉芽を形成する(図 3)．内眥部の眼瞼腫脹と同部位の圧迫で涙点からの排膿があれば，診断は比較的容易であるが，結膜炎として漫然と抗生剤点眼を続けられているケースも多い．抗菌剤点眼で涙小管からの排膿を減少させることは可能であるが根治には至らないため，外科的に菌石を除去し，涙小管閉塞を開放しなければならない．涙点を切開，拡張したのち，2 本の綿棒で挟むようにして，涙小管を総涙小管から涙点に向かって扱くことで，ほとんどの菌石を圧出することができる．その後，鋭匙でできるだけ掻き出し，残存した小さい菌石は涙道内視鏡下に鼻腔まで洗い流す．特に多数の肉芽を形成し，それらの間に迷入している菌石は涙道内視鏡で確認しなければ残存することになり，この小さな菌石を放置すると再発することになるため，涙道内視鏡を用いたチェックは欠かせない．上皮の癒着による閉塞を伴わないような軽症の場合は，涙管チューブによる涙小管形成を行わなくてもよい場合があるかもしれないが，炎症が高度の場合は後に涙小管閉塞に至る場合もあるので，基本的には予防的涙管チューブ挿入を考慮する．

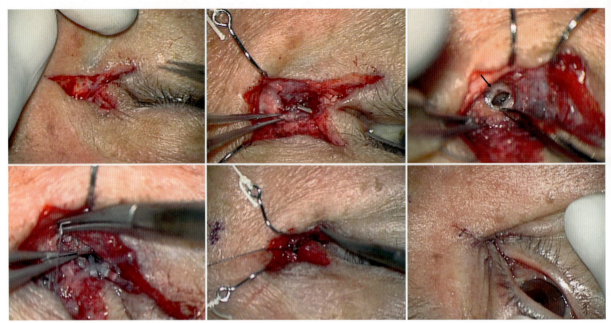

図 4. 10年以上前に受傷し放置された右側陳旧性上下涙小管断裂に対する,涙小管形成術＋涙管
チューブ挿入術の術中シークエンス写真（surgeon's view）

a	b	c
d	e	f

内眥靱帯断裂による内眼角の耳側偏位をきたしていたため,V-Y前進皮弁を使用して再建した.
a～c：皮弁のデザインで皮膚切開をおき(a),上下の涙小管(b：上涙小管にブジーが挿入されている)
と涙嚢(c：矢印)を同定し,瘢痕を切除
d～f：涙管チューブを挿入して涙小管と涙嚢を縫合(d),内眥靱帯を再建(e)して,手術を終了する(f).

3．外傷性

　涙小管断裂が最も多い．大人では拳による殴打により受傷することが全体の約1/4と最も多く,子どもでは犬咬が約1/5と最も多い[9]．涙点より内側は瞼板が終焉して内眥靱帯に移行し,組織的強度が不足するため,眼瞼が耳側に引っ張られるように強い外力がかかると,間接的に涙小管を含めた内眥部の組織が断裂する．面積が広い,つまり外傷の機会が多い下眼窩（下眼瞼）が72%を占めるとされており,上側が26%,両側が12%と報告されている[10]．治療は手術による再建が必要であるが,受傷後48時間以内が涙小管の断端を見つけやすいとされている[5]．一方では,受傷後23日以内であれば成功率は低下しないと報告されている[11]．また,陳旧性であっても,受傷により影響を受けていない涙小管は残っていることが多く,場合によっては再建が可能である（図4, 5）．手術手技としては,通常の涙管チューブ挿入術に加えて,涙小管の断端部を見つけて,涙小管粘膜,Horner筋,皮膚を縫合するという作業が必要となる．また,涙小管断裂をきたしている場合,内

眥靱帯を損傷している可能性が高い．靱帯を再建しておかないと,眼瞼および涙丘の偏位が起こり,瞬目による涙液の能動的輸送が低下するため,せっかく涙小管が再建されていても流涙を訴えるという事態が起こり得る．内眥の形態異常は整容的にも非常に問題となるため,内眥靱帯の再建を疎かにしてはならない．外傷性涙小管断裂の再建の成功率は日本では81～95%と報告されている[12]．

4．医原性

　最も多いのが涙点プラグに起因するものである（図2）．涙点プラグによる涙道粘膜の慢性刺激もしくは,涙小管に迷入したプラグに起因した慢性炎症により閉塞に至る．涙点に近いところにある場合は,涙点切開を行い,涙小管炎で菌石を圧出する要領で迷入したプラグの摘出が可能である．それでも摘出が不可能である場合は,涙道内視鏡を用いて鼻腔側に排出させるか,涙小管切開を延長して直視下で摘出する方法が考えられる．涙小管炎と同様に,涙管チューブ挿入術は予防的に併施しておいたほうがよいと考える．

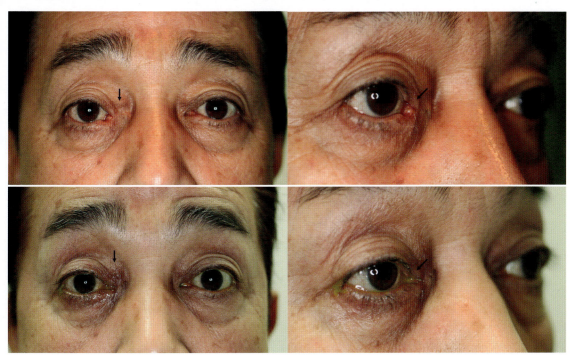

図 5. 図 4 の術前(a),術後(b)顔写真

薬剤性涙小管閉塞も昨今非常に問題となっている.内因性(内服や点滴)と外因性(点眼)に分けられる.内因性では 5-フルオロウラシル,ドセタキセル,イドクスウリジンが最も多く報告されており,これらの薬剤を使用して治療を受けている患者は注意が必要である[5].特にテガフール・ギメラシル・オテラシルカリウム(商品名 TS-1®)は,内服形態の抗がん剤で非常に有用な薬剤であるが,生体内でフルオロウラシルに変換されて涙液中に分泌されやすく,高度の角膜および涙道上皮障害をきたすことも少なくない.特に高度の涙小管閉塞をきたしやすく,治療に苦渋することが多いため注意が必要である(詳細は本誌別稿を参照).外因性では,緑内障点眼は一様に長期間点眼による薬剤性上皮障害が起こりやすいため,涙点および涙小管閉塞をきたしやすく注意が必要である[5].また,散瞳剤などに対する急性アレルギーにより急速に涙小管閉塞に至る症例も少なくないことは,一般眼科医にも必要な知識である.一時的なものだからと放置せずに,早急にステロイド点眼などで消炎を図ることで重症化を防ぐことができる.

5.その他

Grade 1 を除く特発性涙小管閉塞は比較的稀と思われる.よくよく問診をすると,上記のいずれかに当てはまるエピソードを聞くことが多いためである.一方で,涙点・涙小管を巻き込む眼瞼腫瘍は十分起こり得る.腫瘍の大きさによっては涙小管も大きく切除する必要があるが,涙小管が半分以上残っている場合は涙管チューブを挿入しておくと,新しい涙点が形成される(図 6).それ以上の涙小管欠損を伴う場合はバイパス術(後述)が必要となる.

涙小管閉塞の治療

1.予 防

予防という観点からは消炎がキーワードである.一般的にはステロイドによる消炎を図るが,より効果的に消炎を図る方法として,筆者はプレドニン眼軟膏の涙道内注入を報告している[13].また,重症涙小管閉塞にまで至ってしまった場合の煩雑さを考えると,予防的涙管チューブ挿入は,over treatment とはいえないと思われる.

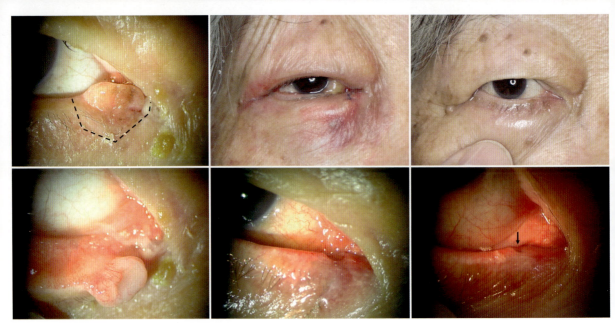

図 6. 右涙点に発生した腫瘍(a, b：術前)に対して，涙点・涙小管を含む眼瞼腫瘍切除と，外眥靱帯形成を併用した眼瞼全層縫縮術＋涙管チューブ挿入術を一期的に行った症例 術後1日(c)，術後1週間(d)と徐々に安定し，2か月後のチューブ抜去時(e, f)には新しい涙点(f：矢印)が形成されている．

a	c	e
b	d	f

2．涙小管再建

内視鏡下に閉塞を鈍的に穿破できる涙小管閉塞に対しては，通常通り涙管チューブ挿入術を行う．これにより，90％以上は治癒可能である[14]．それ以外の重症化した涙小管閉塞に対する外科治療としては，再建術とバイパス術に分けられる．再建術，つまり涙小管形成術はこれまでさまざまな方法が報告されている．閉塞距離が限定的であれば瘢痕化した涙小管の切除短縮を行い，涙管チューブ挿入で再建する(図4)．それ以外にも，トレパン，極小剪刀，レーザーなどを使用して閉塞部を開放し涙管チューブ挿入する方法が紹介されている．しかし，grade 2以上の涙小管閉塞に対しては治癒率は50％前後という報告が主である[15]．そのため，バイパス術を適応することも少なくない．

3．バイパス術

涙小管を再建せずに結膜嚢と涙嚢もしくは鼻腔とをバイパスする方法として，conjunctivo-dacryocystorhinostomy(CDCR)が1904年に紹介され，ガラス製のチューブ(Jones tube)の挿入を追加したCDCRをJonesが1961年に初めて報告した．これが現在一般的に行われているCDCR with Jones tube insertionである．Jonesは1965年にまとまったさまざまなCDCR症例を報告し，先天性欠損もしくは総涙小管から2 mm以上の閉塞をきたした症例を適応として2種類の方法を紹介している[16]．1つ目は，涙嚢を涙嚢窩より剝離して耳側に移動(涙嚢移動)し，涙嚢と結膜嚢をつなぐ方法(conjunctivocystomy)(図7)，2つ目はconjunctivocystomyに加えて，涙嚢-鼻腔間にrhinostomyを作成するconjunctivo(cysto)rhinostomyである．バリエーションとしてrhinostomyを作成する材料に涙嚢，鼻粘膜もしくは口腔粘膜を使う方法が紹介されており，最もよいのが口腔粘膜であろうと考察している．その他に，静脈グラフトを使った術式なども報告されているが，結局はJones tubeを抜くと再発することがわかり，現在のところは通常の涙嚢鼻腔吻合術(DCR)にJones tube挿入を追加し，tubeを永久留置するCDCR with Jones tubeに落ち着いている(図8)．オリジナルのJones tubeは直線的なPyrex glass製(Gunther Weiss Glassblowing社)のものであるが，プラスチック製のものや角度をつけたもの，縫合のための穴を開けたものなどのバリエーションが多数存在する[15]．CDCR with Jones tubeの症

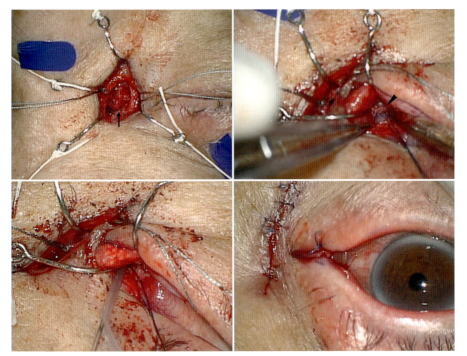

図 7. 涙囊移動術の術中シークエンス写真(右側：Surgeon's view)
Lynch 切開から内眥靱帯を一時的に切断し，涙囊を涙囊窩より剝離して(矢印)耳側に翻転し(a)，涙囊頭部と結膜囊とを吻合(b：矢頭)，涙管チューブを挿入して(c)眼瞼に縫着して留置する(d).

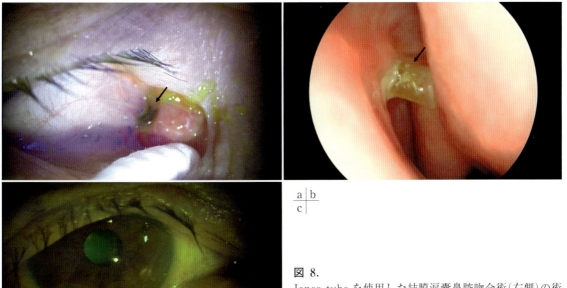

図 8.
Jones tube を使用した結膜涙囊鼻腔吻合術(右側)の術後
涙丘の背側(a)から中鼻道(b：硬性鼻内視鏡)に Jones tube(矢印)が挿入されている．術後の tear meniscus height もほぼ正常(c)まで改善した.

状の改善も含めた成功率は，1回以上の修正手術を要したものを含めると90％前後と報告されている[15]．しかし，このCDCRに関する問題点は，tubeに関連するトラブル（脱落，迷入，感染，詰まり）であり，術後も定期的にフォローが必要となることであろう．さらに，うまくいったCDCR後にも流涙症状が残ることがあるのは通常のDCRと同様であるため，その旨を術前に患者に知らせておく必要がある．なお，Jones tubeは現在でも厚生労働省の許認可を受けていないため，各施設の倫理委員会の審査を受け，個人的に購入して使用しなければならない．

涙点もしくは涙小管垂直部のみの閉塞である場合は，涙点・涙小管形成術を行う．涙点閉塞は，顕微鏡でしっかり拡大すると涙点の形跡を見つけることができるので，その部位を切開し，涙点拡張針もしくは涙点パンチを使用して拡大後，涙管チューブ挿入を行う．または，閉塞部を切除してしまうpunctal snip procedureも古くから行われている．

おわりに

涙小管は重層扁平上皮を持つため，外界からの影響に対して耐性があると考えられる[14]．一方で，一度障害され閉塞すると，再建するのが非常に困難である．CDCRは成功率が高い手術であるが，一生ガラス製のチューブを管理する必要があり，問題点も多い．以上のことから，涙小管閉塞は予防が大変重要である．涙小管閉塞をきたす可能性がある状況を予見して早期介入することで重症化を防げる場合が多い．このような知識を専門医のみならず一般眼科医にも浸透させることが，非常に重要である．

文　献

1) Kabata Y, Goto S, Takahashi G, et al：Vision-related quality of life in patients undergoing silicone tube intubation for lacrimal passage obstructions. Am J Ophthalmol, **152**：147-150. e2, 2011.
   Summary　流涙症によるQOLの低下をNEI-VFQ25で評価した論文．

2) Paulsen F, Hallmann U, Paulsen J, et al：Innervation of the cavernous body of the human efferent tear ducts and function in tear outflow mechanism. J Anat, **197**：177-187, 2000.

3) Kakizaki H：Medial Canthal Anatomy and the Lacrimal Drainage System. J Japanese Ophthalmol Soc, **111**：857-863, 2007.
   Summary　内眥部の解剖を詳細に理解するために必須．

4) Cohen AJ, Mercandetti M, Brazzo BG：The lacrimal system：diagnosis, management, and surgery. Springer-Verlag, New York, 2006.

5) Gregory L. Skuta MD, Louis B. Cantor MD, Jayne S. Weiss MD. American Academy of Ophthalmology, Basic and Clinical Science Course. Section 7：Orbit, Eyelids, and Lacrimal System, 2012-2013. 655 Beach Street Box 7424 San Francisco, CA 94120-7424：American Academy of Ophthalmology.

6) Al-Faky YH：Physiological utility of ultrasound biomicroscopy in the lacrimal drainage system. Br J Ophthalmol, **97**：1325-1329, 2013.

7) Sasaki T, Sounou T, Sugiyama K：Dacryoendoscopic surgery and tube insertion in patients with common canalicular obstruction and ductal stenosis as a frequent complication. Jpn J Ophthalmol, **53**：145-150, 2009.

8) Black EH：Smith and Nesi's ophthalmic plastic and reconstructive surgery. Springer；2012.

9) Kennedy RH, May J, Dailey J, Flanagan JC：Canalicular laceration. An 11-year epidemiologic and clinical study. Ophthal Plast Reconstr Surg, **6**：46-53, 1990.

10) Reifler DM：Management of canalicular laceration. Surv Ophthalmol, **36**：113-132, 1991.

11) 笛田孝明，武田啓治：涙小管断裂再建術の成績に及ぼす因子の検討．臨眼，**8**：1147-1149，1999.

12) 佐久間雅史，廣瀬浩士，鶴田奈津子ほか：涙小管断裂の断裂部位に関する治療成績．あたらしい眼科，**33**：1206-1208，2016.

13) Mimura M, Ueki M, Oku H, et al：Evaluation of granulation tissue formation in lacrimal duct post silicone intubation and its successful management by injection of prednisolone acetate

ointment into the lacrimal duct. Jpn J Ophthalmol, **60**：280-285, 2016.

14) Mimura M, Ueki M, Oku H, et al：Indications for and effects of Nunchaku-style silicone tube intubation for primary acquired lacrimal drainage obstruction. Jpn J Ophthalmol, **59**： 266-272, 2015.
   Summary 涙道閉塞の治療成績をまとめてある.

15) Athanasiov PA, Madge S, Kakizaki H, et al：A review of bypass tubes for proximal lacrimal drainage obstruction. Surv Ophthalmol, **56**：252-266, 2011.
   Summary 重症涙小管閉塞症の治療についてまとめてある.

16) Jones LT： Conjunctivodacryocystorhinostomy. Am J Ophthalmol, **59**：773-783, 1965.

特集／流涙を診たらどうするか

涙道閉塞と流涙症について
―鼻涙管閉塞―

藤本雅大*

Key Words : 急性涙囊炎（acute dacryocystitis），慢性涙囊炎（chronic dacryocystitis），涙管チューブ挿入術（lacrimal intubation），涙囊鼻腔吻合術（dacryocystorhinostomy：DCR）

Abstract：鼻涙管閉塞では涙囊炎の有無によりアプローチが異なる．臨床的に主に 4 つの病期に分けることができ，現在どの病期にあるかを把握して，鼻涙管閉塞とはどのような疾患かを患者に理解してもらうことが重要である．涙道検査のゴールデンスタンダードは涙管通水検査であるが，涙道診療においても当然ながら通水検査だけでなく問診，前眼部検査も重要である．鼻涙管閉塞の多くは特発性であるが，その他にも病因は種々あり，病因によっても必要な検査や治療方針が異なってくる．問診・前眼部検査を疎かにすると質の低い医療を提供することとなる．鼻涙管閉塞に対する手術では，DCR の奏効率は高く，軸となる治療である．涙道内視鏡を駆使した涙管チューブ挿入術も患者にとって DCR と比較するとハードルが低く，治療の第一選択としてよい症例も多くある．

疾患概念

鼻涙管閉塞とは骨性鼻涙管から膜性鼻涙管までのいずれかの部位で閉塞し，涙囊炎を伴いうる疾患である．鼻涙管閉塞の年間の罹患率は10万人中30人程度と報告されている[1]．自然治癒傾向のある先天鼻涙管閉塞と異なり，後天鼻涙管閉塞では自然治癒することはなく，手術が可能な時期に対処するのが望ましい疾患といえる．後天鼻涙管閉塞は約80％が特発性とも報告されており，原因がはっきり特定できることは少ないが，原因によっては単純に涙管チューブ挿入術を行うだけでは全く改善しないこともあり，問診は重要である．原因については診療の流れの部分で詳述する．

鼻涙管閉塞は涙囊炎を伴わない場合と，涙囊炎を伴う場合があり，呈する症状も異なる．臨床的

表 1．鼻涙管閉塞の分類
臨床的に 4 つの病期に分類ができる．理解しやすいように仮に I：未病期，II：初期，III：中期，IV：後期とする．

I：未病期	涙囊炎（−），無症状
II：初期	涙囊炎（−），症状あり
III：中期	慢性涙囊炎
IV：後期	間欠的に急性涙囊炎

に 4 つの病期に分けることができるが，理解しやすいように仮に未病期，初期，中期，後期とする（表1）．それぞれの病期に対するアプローチ法は異なる．

I：未病期

涙囊炎を併発していない時期は，涙囊拡張はなく，また，涙囊の涙液吸収能も残っていることが多く，鼻涙管が閉塞しているにも関わらず，流涙などの自覚症状が全くないこともある．この時点では特に治療の必要はなく，また，治療の希望も

---

* Masahiro Fujimoto, 〒604-8404 京都市中京区千本丸太町西南角　中野眼科医院，副院長／京都大学眼科，非常勤講師

まずないが，症状が出た際に受診するよう説明するにとどめておいてよい．

Ⅱ：初　期

明らかな涙嚢炎は認めないものの，涙嚢の涙液吸収能が落ちるために流涙，眼脂を間欠的に自覚する．涙小管閉塞や，総涙小管閉塞と比較すると，閉塞部がより遠位であることもあり，比較的症状が軽度であることが多い．この時期は涙嚢の炎症が顕性化しておらず涙嚢が拡張していないため，この時期に DCR を行うと涙嚢切開後の十分な涙嚢粘膜の展開がやや困難である．治療は涙管チューブ挿入術を第一選択と考えてよい．

Ⅲ：中　期

慢性涙嚢炎の有無の確認は涙管通水検査か涙道内視鏡検査で行う．涙管通水検査で膿の逆流がある場合や，涙道内視鏡検査で涙嚢拡張や涙嚢粘膜の炎症を認めた場合，慢性涙嚢炎と診断する．慢性涙嚢炎があってもすぐに急性涙嚢炎が発症するわけではない．また，この時期においてもほぼ無症状のことがあり，その場合，経過観察となることもある．ただし涙嚢圧迫により膿が涙点より逆流する症例では，内眼手術を行うと術後眼内炎のリスクが高くなるため，内眼手術を控えている場合は積極的に手術を勧める．

Ⅳ：後　期

慢性涙嚢炎の状態から急性涙嚢炎が発症する機序については現時点では不明である．一度急性涙嚢炎が発症すると，数か月～数年の間隔で再発することが多く，再発のたびに症状が増悪する傾向にある．急性涙嚢炎の治療については後述するが，非発作時には症状が軽度であることが多く，疾患への理解に乏しいと非発作時での手術を拒否されることもある．寝たきりの状態，認知症が進行した状態になった場合は，手術自体が困難になることもあり，可能な間に根治的な手術を行ったほうがよい．手術が困難になれば，急性涙嚢炎に対し，抗生剤の投与を行うしか手段がなくなる．

診療の流れ

鼻涙管閉塞に関する診療のポイントについて以下に詳述する．

流れとしては，1．問診，2．前眼部検査，3．涙管通水検査，4．涙道内視鏡検査，5．鼻内視鏡検査，6．副鼻腔 CT 検査となる．1～3 が必須の検査であり，4～6 は症例に応じて施行する．

1．問　診

a）期　間

鼻涙管の閉塞の原因は不明であることが多いが，不顕性感染や，持続的な炎症などが素地として存在することが考えられる．閉塞部が完全に線維化していないことがチューブ挿入術で開放した後に上皮化が得られるかに関連しているとの報告があるように，閉塞してからの期間は重要ではあるが，期間に関しては推定に過ぎない．症状が出てからの期間が 3 年以上経過している症例では，多くは線維化が進みチューブ挿入術による奏効率はそれほど高くないと考える必要がある．

b）原　因

ほとんどの症例は特発性であるが，その他に主に知られているものとして，腫瘍性，外傷性，薬剤性，医原性がある．また，稀ではあるが，多発血管炎性肉芽腫症（旧称：Wegener 肉芽腫症）やサルコイドーシスなどの全身性炎症性疾患による鼻副鼻腔病変を伴う場合，鼻副鼻腔の炎症のコントロールが不良な状態では涙道手術の奏効率が低いことが知られている．腫瘍には常に留意する必要があるし，また，薬剤として特にレバミピド点眼液による涙道閉塞では初期は可逆的であり，点眼中止のみで再開通することもある．

c）自覚症状，アレルギーの有無，抗凝固薬の内服の有無

主な自覚症状は流涙，眼脂であり，Munk's scale に従って 1 日に何回流涙があるのかを確認するのもよい．涙液の量的異常が問題となる総涙小管閉塞と比較すると，鼻涙管閉塞では涙液の質的異常が主体となっており，流涙よりは眼脂を訴えるこ

とが多く，涙に関してはこぼれず溜まった感じがすると訴えることが多い．

2．前眼部検査

細隙灯顕微鏡検査の前に，直接視診で眼周囲の腫脹，発赤の有無を確認する．皮膚の発赤や腫脹の程度は細隙灯顕微鏡検査では評価が難しく，明室で直視下で行うのがよい．急性涙嚢炎があれば，細菌培養同定検査を行う．腫脹がある場合，触診で腫瘤がないか確認し，腫瘤があれば充実性か嚢胞性かを確認する．腫瘍を疑う場合は造影MRI検査を追加する．

次に細隙灯顕微鏡検査では角結膜所見，涙点閉塞の有無，眼瞼外反・内反の有無，涙小管圧迫時に膿の逆流がないか（涙小管炎疑い），涙嚢圧迫時に膿の逆流がないか（涙嚢炎疑い）を確認する．また，涙液メニスカス高を確認し，可能であれば前眼部OCT検査で涙液メニスカスを撮影して結果を残しておくと，術前後の変化を説明する際に有用である．

3．涙管通水検査

逆流の有無と逆流してきた内容物を確認する．通水検査では，総涙小管閉塞と鼻涙管閉塞を間違えることがある．判別の1つ目のポイントは，灌流した水が逆流して戻ってくるまでの時間を参考にすることである．鼻涙管閉塞では，逆流してくるまでに一瞬ではあるが，タイムラグが生じる．2つ目のポイントは，通水時に涙嚢部の膨隆が生じるかを観察することである．通水しながら涙嚢部の上に指を置いておけばよい．3つ目のポイントは逆流してきた内容物の確認である．多量の膿が含まれている場合は明らかに涙嚢炎と判断できる．総涙小管閉塞でも，少量であれば粘性の液が逆流してくることがある．判断が困難な場合，涙管洗浄針の先を涙嚢まで挿入することで確認してもよいし，次の涙道内視鏡検査で確認してもよい．また，急性涙嚢炎がある場合は通水時に疼痛を誘発することが多く，炎症が落ち着いてから通水検査を行う．

4．涙道内視鏡検査

涙嚢の大きさ，膿貯留の有無，閉塞部の位置と状態を確認する（図1）．また，特にDCR鼻内法の術前検査として行う場合，骨窓作成部位を照らすためにライトガイドを涙点から涙嚢へと挿入する必要があるので，涙小管に狭窄がないかを確認する．

5．鼻内視鏡検査

鼻涙管開口部周囲の病変によって涙道が閉塞していることもあり，鼻内視鏡検査を術前に行うのが望ましい．術前に行うのが困難な場合，術中に鼻涙管開口部の確認は行ったほうがよい．具体的な鼻涙管開口部付近の病変としては，腫瘍や真菌性副鼻腔炎の浸潤などを挙げることができる．また，DCR鼻内法を予定する場合は，鼻中隔弯曲の有無や，術中の重要な指標となる中鼻甲介を確認する．中鼻甲介の前方にポリープが迫り出した症例もある．

6．副鼻腔CT検査

涙嚢と鼻涙管を同定し，下鼻道まで鼻涙管をたどり，涙道周囲に病変がないかを確認する．特に腫瘍性病変の有無の確認が重要である．涙道周囲の腫瘍の頻度としては，DCR予定症例約200件につき1件との報告もある．腫瘍が疑われる場合はさらに造影MRI検査を追加する．

治療方針

1．急性涙嚢炎の対応

急性涙嚢炎で，涙嚢部に発赤，腫脹がある場合，細菌培養検査を行ってから抗生剤を投与するが，涙嚢は眼窩隔膜より前方に位置するため，眼窩後部にまで炎症が波及することは稀であり，基本的には外来フォローが可能である．ただし，涙嚢内に膿が充満して機能的に総涙小管部分で閉塞した場合，膿が排出されないため，自壊するか穿刺するまでは痛みが徐々に増していく（図2）．涙嚢穿刺では内眼角靱帯の下方で，最も腫脹している部位をねらい，シリンジをつけた18G針（もしくはサーフロー針）を垂直に刺入し（図3），涙嚢内の膿

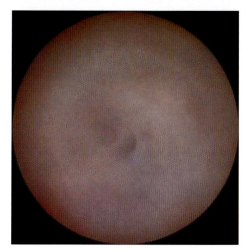

図 1. 鼻涙管閉塞(涙道内視鏡画像)
陥凹(dimple)を閉塞部の中心に認める.
穿破する目安となる.

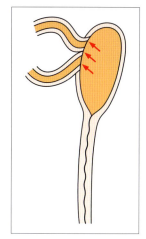

図 2. 機能的閉塞
膿の貯留によって涙嚢内圧が上がり,総涙小管部で機能的閉塞が生じる.膿が排出されないため,自壊するか,涙嚢穿刺するまで腫脹していく.

表 2. 処方例

内服
1. クラビット®(500 mg)1 錠 分 1
2. セフゾン®(100 mg)3 錠 分 3
点滴
1. セファメジンα®(0.5 g)1 日 2 回
2. メロペン®(0.5 g)1 日 2 回
軟膏
1. タリビッド眼軟膏® 発赤部に塗布 1 日 3 回

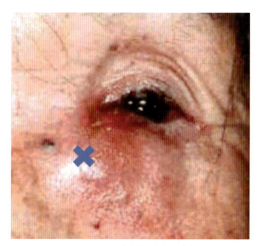

図 3. 涙嚢穿刺部(青×印)
穿刺する場合は内眼角靱帯の下の最も腫脹している部位(自壊が予想される部位でもある)を穿刺する.基本的には自壊するまで待ってよい.

を排出する(サーフロー針を置いて周囲から圧迫排膿してもよい).涙嚢へと正確に針を刺入できていれば,膿は刺入部より数日間排出され続け,痛みと炎症は徐々に軽快する.ただし,涙嚢穿刺で膿を排出する際,痛みが強く,基本的には自壊を待つのがよい.

涙嚢炎の細菌培養での検出菌の割合は,大まかにはブドウ球菌属や連鎖球菌属などのグラム陽性球菌が 40〜50%ほどを占め,コリネバクテリウムやアクネ菌などのグラム陽性桿菌が 30〜40%程度である[2)3)].検出菌が必ずしも起炎菌というわけではなく,コリネバクテリウムなどでは通常コンタミを疑うが,病原性を持つこともあることが知られている.その他にも緑膿菌やヘモフィルス属などのグラム陰性桿菌や真菌なども検出されることがある.細菌検査結果が出る前の処方例は表 2 の通りとなる.

2.涙道手術
a)涙管チューブ挿入術
(i)適 応

涙嚢炎がなく,流涙や眼脂などの症状を呈した初期の鼻涙管閉塞に対しては,まずは涙管チューブ挿入術を第一選択として施行してよい.涙嚢炎がある中期以降でも涙管チューブ挿入術が奏効する症例もある一方で,数度にわたり涙管チューブ挿入術を行っても再閉塞し,最終的に涙嚢鼻腔吻合術が必要となる症例も多い.鼻涙管閉塞の閉塞距離が短い場合,涙管チューブ挿入術の手術成績

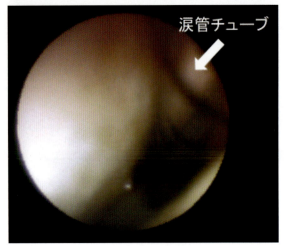

図 4. 涙道内視鏡画像
上涙点から挿入されたチューブを追って，下涙点から挿入した涙道内視鏡を進める．

がよいことが知られているが，涙道内視鏡検査で閉塞部表面を観察するだけでは閉塞している鼻涙管の距離を推定することは困難である．鼻涙管閉塞に対する涙管チューブ挿入術の長期成績はおおよそ 50～70％ とされている[4)5)]．

（ⅱ）手術手技

下鼻道に 0.1％ エピネフリン溶液と 2％ キシロカイン溶液を 1：1～4 で混合した液を浸したガーゼもしくは綿棒を詰める．次に 2％ キシロカイン液で滑車下神経ブロックと，涙道内粘膜麻酔を行う．

涙点拡張針で涙点を拡張する．シースを被せた涙道内視鏡を涙点から涙小管垂直部へと瞼縁に垂直になるように挿入し，涙小管水平部へと進める．総涙小管を通過し，涙嚢内へと進める．涙嚢壁の炎症の状態や涙嚢の大きさを確認しながら，鼻涙管方向へと涙道内視鏡を回転させる．鼻涙管閉塞部を観察し，閉塞部に図1にあるような dimple を認めた場合，dimple の方向へ涙道内視鏡もしくはシースのみを進め，閉塞部を開放できないか観察する．Dimple などを認めない場合，閉塞部へと内視鏡を進めて少し穿破しては引いて観察する．脂肪組織や白色の線維組織と血管を認めた場合は仮道に入り込んでいるため，内視鏡を進める方向を修正し，少しずつ進めていく．閉塞部が強固な場合，無理に内視鏡を進めると破損する

こととなる．この場合，進めている方向が涙道内であることを再度確認し，問題なければシースを閉塞部の手前において内視鏡を抜去し，シース内にブジー（先端から 10 mm の位置で軽度弯曲させる）を挿入する．ブジーの先端で閉塞部を穿破し，再び内視鏡で穿破した部分を確認する．鼻涙管開口部へと到達し，鼻腔内へと進むと鼻腔内の空気を確認できる．鼻腔内まで到達できたか確認が困難な場合，もしくは開口部へとたどり着かない場合は，涙道内視鏡はそのまま置いておき，鼻内視鏡で涙道内視鏡の先端の位置を確認する．可能であれば，介助者に鼻内視鏡で観察してもらった状態で，適宜シースも使用し正しい開口部へと涙道内視鏡を進める．下鼻道へとシースを進めた後で内視鏡を抜去し，シースの尾側に涙管チューブを装着して，下鼻道からシースを引き抜く．同様に下涙点からアプローチする．すでに上涙点から挿入しているチューブを確認しながら挿入する（図 4）．最後にチューブを下鼻道内へと収める．

b）涙嚢鼻腔吻合術鼻外法

（ⅰ）利　点

鼻外法は，鼻内法と比較すると，主な利点が3つある．1つ目は鼻中隔弯曲などの鼻内の状態に手術が左右されないこと，2つ目は直視下で手術を施行できるため，比較的止血が容易であること，そして3つ目は涙道内外の腫瘍病変に対応できることである．考慮すべき点としては，丁寧に真皮縫合を行えば傷はほぼ残らないものの皮膚切開が必要なことと，丁寧な縫合も含めると手術時間は長くかかることである．

（ⅱ）手術手技

2％ キシロカイン溶液と 0.1％ エピネフリン溶液を 1：1～4 で混合した液を鼻腔に噴霧し，同液に浸したガーゼを鼻前庭の前方（中鼻甲介の前方付近）に詰める．次に皮膚切開線をデザインするが，始点は内眼角の高さで前涙嚢稜より 3～5 mm 鼻側の位置とする．始点から下方に向け皮膚割線に沿う 15～20 mm の曲線を切開線とする．

滑車下神経ブロックと皮膚切開線に沿って浸潤

麻酔を行った後，皮膚切開を行う．皮膚切開は皮膚に対して垂直に行うため，刃は上から見て斜めになる．止血後，筋層を鈍的に分けて，内眼角靱帯を露出する．創を開創器や釣り針鉤などで展開し，鈍的に前涙嚢稜を露出する．前涙嚢稜の1mm鼻側の骨膜を尖刃刀で切開し（図5），骨膜を剝離する．骨窓は上方は内眼角靱帯の直下まで，鼻側は前涙嚢稜より約5mm，耳側は深さとして涙嚢窩の深さまで，下方は鼻涙管入口部と同じ高さまでドリルなどで作成することになるが，骨窓の作成を意識して，骨膜を丁寧に剝離する．ワーキングスペースを広くとることにより，涙嚢粘膜，鼻粘膜の損傷する確率を減らすことができる．

骨窓作成後，鼻粘膜，涙嚢粘膜を切開する．粘膜弁を作成しなくても成績に影響はないという報告や前弁同士の縫合でよいとの報告もあるが，可能であれば後弁，前弁を作成することを勧める．粘膜弁の作成法はいくつかあり，H字型に鼻粘膜と涙嚢粘膜を切開し後弁，前弁それぞれ縫合する方法もあれば，鼻粘膜を縦切開した後に上下端を前方にそれぞれ切り上げ前弁とし，涙嚢粘膜を縦切開した後に上下端を後方にそれぞれ切り下げ後弁とする方法もある．

7-0ナイロンで後弁縫合した後，涙点からチューブを挿入し，留置する．また，網膜剝離用シリコンスポンジを吻合口へと挿入し，内眼角靱帯に浅く縫合する．シリコンスポンジは術後の吻合部狭窄予防である．

ゲンタマイシン硫酸塩軟膏などを塗布したコメガーゼを鼻内に留置し，前弁を7-0ナイロンで縫合する．切開剝離した骨膜を6-0ナイロンで縫合し，眼輪筋同士を7-0ナイロンで縫合する．必要に応じて真皮縫合を行い，皮膚縫合して終了する．術後2,3日目で鼻内ガーゼを抜去し，術後4週間前後で鼻内シリコンスポンジを抜去する．術後6週目頃でチューブ抜去を行う．

c）涙嚢鼻腔吻合術鼻内法
（i）利 点
鼻内法は皮膚切開の必要がないこと，また，涙

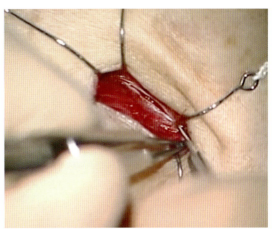

図5．骨膜切開（左側，surgeon's view）
術野を展開し，前涙嚢稜に沿って骨膜を切開する．

小管のポンプ機能を支えるホルネル筋の周囲組織への影響がほとんどないことが利点である．鼻涙管閉塞は中年以降の女性に多いが，皮膚切開の必要のない鼻内法は女性に好まれる．鼻外法と比較すると，縫合の必要がないこともあり，熟達すれば10～20分の手術時間で終了する．2000年以降は手術器具の改良に加え，鼻内法の術式も安定してきており，初回成功率は90～97％程度と鼻外法とほぼ同等の手術成績となっている．

（ii）手術中の麻酔と注意点
局所麻酔では手術時間の短縮が求められ，また，血圧の上昇に伴い鼻出血も増えるため，慣れるまでは全身麻酔下での手術が望ましい．全身麻酔下で鼻内法を行う際，術中は血圧がコントロールされているため出血が少ないが，それに合わせて術終了時のガーゼを緩く詰めると，術当日夜に再度出血することがあるので注意を要する．局所麻酔での手術と同様にしっかりとガーゼを詰めることが重要である．耳鼻科で手術を行う場合は術後の鼻出血も耳鼻科病棟であれば迅速に対応可能であるが，眼科では鼻出血への迅速な処置が可能な設備が病棟にある病院は少なく，術後の鼻出血は避けたいところである．日帰りで手術を行う場合はなおさらである．

（iii）手術手技
2％キシロカイン溶液と0.1％エピネフリン溶液を1：1～4で混合した液を鼻腔内へ噴霧し，同液で湿らせたガーゼを鼻前庭の前方（中鼻甲介付

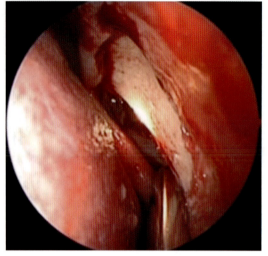

図 6. 鼻粘膜切除(左鼻腔内)
骨削開予定部位の鼻粘膜を切除する.

着部の前下方付近)に詰める.特に局所麻酔で行う場合は鼻内全体に万遍なく詰めることが望ましい.2%キシロカイン溶液で滑車下神経ブロック,涙道内粘膜麻酔を行い,涙点を拡張した後,ライトガイドを涙嚢内へ挿入する.涙嚢内へとライトガイドが進まない場合は,無理はせずに涙道内視鏡を使用し,シースガイドにライトガイドを挿入する.

ガーゼを抜去した後,一度鼻内視鏡の光源をoffにした状態で,ライトガイドを涙嚢下部から内総涙点の高さまで照らし,骨窓作成の範囲を確認する.2.5 mlシリンジに25 G カテラン針をつけ,2%キシロカイン溶液を鼻前庭の鼻粘膜に刺入し,上顎骨に針先を当て,鼻粘膜を剥離するように麻酔液を注入する.骨削開予定部位の鼻粘膜をトライカットブレードで切除する(図6).鼻粘膜を切除する範囲は骨窓を作成する範囲と可能な限り一致させる.鼻粘膜を切除した範囲が狭い場合は,上方の骨削開が困難になることがあり,その度に鼻粘膜切除を追加で行う必要が出てくる.逆に鼻粘膜切除の範囲が広すぎる場合は術後にポリープが生じることがあるため,不用意に鼻粘膜を切除しすぎないように注意する.上顎骨を十分露出した後で,涙嚢下部を覆う上顎骨からダイヤモンドバーで骨削開する.下方ほど涙嚢を覆う上顎骨は薄いため,涙嚢粘膜の露出が容易である.上方(内総涙点の方向)に進むに従って,骨を削る量が増える傾向にある.また,上方へと削り進める際に涙嚢粘膜を損傷しないように留意する.涙嚢粘膜は血流豊富であり,骨削開の序盤で涙嚢粘膜を損傷すると,途中から出血により術野の確保が困難になることもある.鼻出血で術野の確保が困難になった場合は,ボスミンガーゼを詰めて数分留置すると出血は止まる.内総涙点の高さまで骨削開し,ライトガイド(もしくは涙管ブジー)で涙嚢粘膜にテント状にテンションをかけ,スリットナイフで涙嚢を切開する.涙嚢切開は鼻内法の成功率に大きく関わってくる.縦切開を優先し,さらに横切開を適宜加える.縦切開した涙嚢粘膜の後方部分を後方へとしっかり展開し,切開した涙嚢が開放したことを確認する.涙管チューブを留置し,ガーゼを挿入して終了する.

文 献

1) Shin JH, Kim YD, Woo KI : Korean Society of Ophthalmic Plastic and Reconstructive Surgery (KSOPRS). Impact of epiphora on vision-related quality of life. BMC Ophthalmol, 15 : 6, 2015.

2) 鎌尾知行,白石 敦,高橋直巳ほか:鼻涙管閉塞に対する涙道内視鏡下涙管チューブ挿入術の治療成績と術前培養菌種の検討.臨眼,70 : 1413-1418,2016.
    Summary 涙嚢分泌物の分離菌の割合と,分離菌と涙管チューブ挿入術の治療成績の関連を示した文献.

3) 久保田智美,林 史朗,仁井見英樹ほか:当院6年間における細菌性眼感染症の検出菌動向調査 検査室の視点から.臨床病理,60 : 605-611,2012.

4) 杉本 学,井上 康:鼻涙管閉塞症に対する涙道内視鏡下チューブ挿入術の長期成績.あたらしい眼科,27 : 1291-1294,2010.

5) 石橋弘基,鶴丸修士,野田佳宏ほか:公立八女総合病院における涙道内視鏡併用チューブ挿入術の治療成績.あたらしい眼科,32 : 1773-1776,2015.

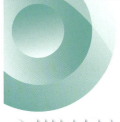

特集/流涙を診たらどうするか

薬剤と涙道閉塞について

坂井　讓*

Key Words: 薬剤性涙道閉塞(drug-induced lacrimal duct obstruction), 抗がん薬 S-1(anticancer drug S-1), 涙点(lacrimal point), 涙小管(lacrimal canaliculi)

Abstract: 薬剤による涙道障害は涙液を介するもの,直接,眼表面に付着するものがある.内服薬,注射薬,点眼薬,眼軟膏,プールの消毒薬など原因となる薬剤は多岐にわたる.角膜や結膜の障害は休薬により改善することも多いが,涙道障害は不可逆性変化を起こし,手術加療が必要になる場合が多い.

抗がん薬 S-1 は重篤な涙道障害を起こす可能性の高い薬剤である.発症頻度は約 20%と高く,多くは服用開始後 3 か月以内に発症する.主に涙点や涙小管が障害され,高度な閉塞を招く.いかなる涙道手術をもってしても回復できない症例も存在し,早期発見,早期手術加療が肝要である.服薬中は留置した涙管チューブを抜去すると,再閉塞の可能性が高く,服用終了まで継続留置が望ましい.また,防腐剤無添加の点眼薬による頻回の洗眼が発症予防に有益である.

流涙の副作用が記載されている薬剤は多く,注射薬,内服薬,点眼薬,軟膏など,どの剤型でも存在する(本稿末尾の表 1 に一覧を示す).薬剤による流涙は①涙液を介するもの,②直接,眼表面に曝露するものに分類できる.①は内服や注射によって血中に薬剤が入り,涙液が合成される時に混入され,眼表面など涙液に曝露する部位に作用することによるものである.②は点眼薬,眼軟膏などの治療目的のもの,プールでの殺菌・消毒薬のように不可抗力的に入るもの,事故によって入るものなどである.

涙液は眼表面を常に覆っているため,臨床症状の有無にかかわらず,結膜・角膜・涙道・マイボーム腺などが障害を受ける.眼表面からの刺激による反射分泌による流涙は角膜上皮障害などの改善に伴い,解消していくことが多く,休薬するだけ

でも効果は大きい.しかし,涙道が障害されると,その解剖学的・組織学的変化は不可逆性になることが多く,原因薬剤を中止しても,ステロイドなどの抗炎症薬を投与しても流涙は改善しない.

今回,涙道の不可逆性変化をもたらし,難治となる代表的な薬剤である抗がん薬「S-1」について解説する.S-1はテガフール(代謝によりフルオロウラシルに変換され,DNA 生合成を阻害する.また,フルオロウラシルの代謝物も RNA 機能を阻害する),ギメラシル(テガフールがフルオロウラシル以外に代謝されることを防ぐ.すなわち体内でのフルオロウラシルの濃度を上げて効果を高める),オテラシルカリウム(フルオロウラシルの消化器毒性を軽減する)の 3 種類の配合剤である.抗がん作用のあるテガフールは 5-FU の名前で以前より眼科医にも馴染みがある.5-FU は 1957 年,チャーリー・ハイデルバーガーらが発見・合成した薬品で,眼科領域では緑内障手術などにも

* Jo SAKAI, 〒675-2393　加西市北条町横尾 1-13　市立加西病院眼科,部長

使われ，角膜上皮障害の副作用も周知であった．しかし，涙道障害については全く知られていなかった．S-1 は 1991 年に前臨床試験が開始され，1999 年に胃がん治療薬として承認された．研究開発中，ビーグル犬に角膜融解という副作用がみられたが，ラットやマウスでは問題がなかったため，開発は続行された[1]．その後の臨床研究 I 〜 III 相において流涙の副作用は記載されているものの，多くは数％の発症率で grade 2 までのものであり，角膜障害によるものなのか涙道障害によるものなのかといった詳細は記載されていなかった．また，市販後の報告でも眼科医の関与がなかったのであろう．流涙が一言だけ記載されている報告がほとんどであった．しかし 2005 年に Esmaeli ら[2]が S-1 による涙道障害 3 例を世界で初めて報告を行い，日本では 2006 年に伊藤ら[3]が 3 例の角膜障害を報告し，涙小管閉塞などの合併を記載した．その後も角膜障害や涙道障害の報告は散見されたが，抗がん薬を投与する医師，眼科医，薬剤師，患者に重視もされず，情報が共有されることもなかった．2012 年，坂井ら[4]は全国 32 施設にアンケート調査を行い，107 例の涙道障害を検討した．角膜障害併発は 34 例（32％）にみられた．涙点・涙小管障害が 60％にみられ，高度障害は c-DCR や DCR でも治療成績不良だった．チューブ留置術は良好な成績だが，抜去すると再閉塞の危険が高いことがわかったため，S-1 終了までチューブ留置継続を推奨した．また，予防的留置は有効な手段とした．この発表では，S-1 単独治療からシスプラチン併用療法に移行した 2007 年頃より，投与から涙道障害までの期間が短期になったことも報告されている．大鵬薬品の資料によると，シスプラチン併用での流涙は 17.6％で

S-1 単独治療よりやや多く，他剤併用が危険因子の可能性が考えられる．

以下，現時点での知見を箇条書きに述べる．

①S-1 による涙道障害は不可逆性変化である．

②発症率は約 20％と考えられる．

③発症時期は投与後，どの時期でもありうるが，3 か月以内が多い．

④涙点・涙小管から障害が始まる．

⑤涙点切開は姑息であり，根治治療となりえない．

⑥発症早期であれば，涙道チューブ留置を行いやすいので，発見後，速やかに試みるべきである．

⑦発症前での涙道チューブ留置は有効である．

⑧チューブ抜去は S-1 投与終了後に行う．投与中は再閉塞の可能性が高い．

⑨難治例では涙小管を発見できず，涙道チューブ留置は非常に困難であり，他の涙道手術でも根治困難である．

⑩防腐剤を含まない人工涙液点眼などによる洗眼は角膜障害，涙道障害の発症予防に有用と考えられる．ヒアルロン酸は薬物を眼表面にとどまるよう作用するので，使わないほうが良い．

S-1 の他に，点眼薬でも涙点・涙小管が同様の様式で障害されることがあり，難治になっていく．遷延性ぶどう膜炎の続発緑内障に多い．緑内障点眼の変更のみならず，涙道チューブ留置を早期に考慮すべきである．

最後に，薬剤による流涙は，反射分泌によるものが多く，まず眼表面の改善に注力すべきだが，不可逆的進行性の涙道障害の可能性を忘れてはならない．

表 1. 副作用に「流涙」が表示されている薬剤一覧

「A」点眼薬

商品名	一般名	作用
ウブレチド点眼液	ジスチグミン臭化物	緑内障治療薬
ベトプティック点眼液	ベタキソロール塩酸塩	緑内障治療薬
トルソプト点眼液	ドルゾラミド塩酸塩	緑内障治療薬
キサラタン点眼液	ラタノプロスト	緑内障治療薬
ハイパジールコーワ点眼液	ニプラジロール	緑内障治療薬
エイゾプト懸濁性点眼液	ブリンゾラミド	緑内障治療薬
トラバタンズ点眼液	トラボプロスト	緑内障治療薬
タプロス点眼液	タフルプロスト	緑内障治療薬
ルミガン点眼液	ビマトプロスト	緑内障治療薬
アイファガン点眼液	ブリモニジン酒石酸塩	緑内障治療薬
ザラカム配合点眼液	ラタノプロスト・チモロールマレイン酸塩	緑内障治療薬
コソプト配合点眼液	ドルゾラミド塩酸塩・チモロールマレイン酸塩	緑内障治療薬
アゾルガ配合懸濁性点眼液	ブリンゾラミド・チモロールマレイン酸塩	緑内障治療薬
タプコム配合点眼液	タフルプロスト・チモロールマレイン酸塩	緑内障治療薬
ミケルナ配合点眼液	カルテオロール塩酸塩・ラタノプロスト	緑内障治療薬
カタリンK点眼用(カリーユニ)	ピレノキシン	白内障治療薬
ネバナック懸濁性点眼液	ネパフェナク	非ステロイド性抗炎症薬
ニフラン点眼液	プラノプロフェン	非ステロイド性抗炎症薬
リボスチン点眼液	レボカバスチン塩酸塩	抗アレルギー薬
パピロックミニ点眼液	シクロスポリン	抗アレルギー薬
パタノール点眼液	オロパタジン塩酸塩	抗アレルギー薬
タリムス点眼液	タクロリムス水和物	抗アレルギー薬
アレジオン点眼液	エピナスチン塩酸塩	抗アレルギー薬
ジクアス点眼液	ジクアホソルナトリウム	ドライアイ
ムコスタ点眼液 UD	レバミピド	ドライアイ
ガチフロ点眼液	ガチフロキサシン水和物	抗菌薬

「B」注射薬

薬品名	一般名	作用
注射用チオペンタールナトリウム	チオペンタールナトリウム	全身麻酔薬
注射用チアミラールナトリウム	チアミラールナトリウム	全身麻酔薬
ダントリウム静注用	ダントロレンナトリウム水和物	筋緊張薬
ボトックス注用	A型ボツリヌス毒素	筋緊張薬
注射用アセチルコリン塩化物	アセチルコリン塩化物	副交感神経興奮薬
ビスダイン静注用	ベルテポルフィン	加齢黄斑変性症治療薬
マクジェン硝子体内注射用キット	ペガプタニブナトリウム	加齢黄斑変性症治療薬
ルセンティス硝子体内注射液	ラニビズマブ(遺伝子組換え)	加齢黄斑変性症治療薬
アイリーア硝子体内注射液	アフリベルセプト(遺伝子組換え)	加齢黄斑変性症治療薬
ドプラム注射液	ドキサプラム塩酸塩水和物	呼吸刺激薬
ヘパリンカルシウム注射液	ヘパリンカルシウム	抗血栓薬
ヘパリンナトリウム注射液	ヘパリンナトリウム	抗血栓薬

表 1. つづき

「B」注射薬

薬品名	一般名	作用
ヘパリン Na 透析用	ヘパリンナトリウム	抗血栓薬
ヘパフラッシュ	ヘパリンナトリウム	抗血栓薬
レボホリナート点滴静注用	レボホリナートカルシウム	解毒薬
ファブラザイム点滴静注用	アガルシダーゼベータ（遺伝子組換え）	ファブリー病治療薬
エラプレース点滴静注液	イデュルスルファーゼ（遺伝子組換え）	ムコ多糖症治療薬
ヒュミラ皮下注	アダリムマブ（遺伝子組換え）	抗リウマチ薬
ランマーク皮下注	デノスマブ（遺伝子組換え）	骨代謝改善薬
トレアキシン点滴静注用	ベンダムスチン塩酸塩	抗がん剤
5-FU 注	フルオロウラシル	抗がん剤
アリムタ注射用	ペメトレキセドナトリウム水和物	抗がん剤
ジフォルタ注射液	プララトレキサート	抗がん剤
ドキシル注	ドキソルビシン塩酸塩	抗がん剤
イリノテカン塩酸塩点滴静注液	イリノテカン塩酸塩水和物	抗がん剤
トポテシン点滴静注	イリノテカン塩酸塩水和物	抗がん剤
タキソテール点滴静注用	ドセタキセル水和物	抗がん剤
ワンタキソテール点滴静注	ドセタキセル水和物	抗がん剤
タキソール注射液	パクリタキセル	抗がん剤
アブラキサン点滴静注用	パクリタキセル	抗がん剤
ジェブタナ点滴静注	カバジタキセル　アセトン付加物	抗がん剤
ハーセプチン注射用	トラスツズマブ（遺伝子組換え）	抗がん剤
エルプラット点滴静注液	オキサリプラチン	抗がん剤
アバスチン点滴静注用	ベバシズマブ（遺伝子組換え）	抗がん剤
ベクティビックス点滴静注	パニツムマブ（遺伝子組換え）	抗がん剤
トーリセル点滴静注液	テムシロリムス	抗がん剤
ハラヴェン静注	エリブリンメシル酸塩	抗がん剤
パージェタ点滴静注	ペルツズマブ（遺伝子組換え）	抗がん剤
カドサイラ点滴静注用	トラスツズマブ　エムタンシン（遺伝子組換）	抗がん剤
オプジーボ点滴静注	ニボルマブ（遺伝子組換え）	抗がん剤
サイラムザ点滴静注液	ラムシルマブ（遺伝子組換え）	抗がん剤
カイプロリス点滴静注用	カルフィルゾミブ	抗がん剤
バベンチオ点滴静注	アベルマブ（遺伝子組換え）	抗がん剤
ペグイントロン皮下注用	ペグインターフェロンアルファ-2b（遺伝子組換え）	抗ウイルス薬
アンチレクス静注	エドロホニウム塩化物	重症筋無力症
モルヒネ塩酸塩注射液	モルヒネ塩酸塩水和物	麻薬
プレペノン注	モルヒネ塩酸塩水和物	麻薬
オキファスト注	オキシコドン塩酸塩水和物	麻薬
ペチジン塩酸塩注射液	ペチジン塩酸塩	麻薬
ケタラール静注用	ケタミン塩酸塩	麻薬

表 1. つづき

「C」内服薬

薬品名	一般名	作用
ラボナ錠	ペントバルビタールカルシウム	バルビツール酸誘導体
ランツジールコーワ錠	アセメタシン	非ステロイド性抗炎症薬
バルネチール錠	スルトプリド塩酸塩	抗精神病薬
リスパダール錠	リスペリドン	抗精神病薬
リリカ OD 錠	プレガバリン	神経障害性疼痛治療剤
ダントリウムカプセル	ダントロレンナトリウム水和物	筋緊張薬
マイテラーゼ錠	アンベノニウム塩化物	副交感神経興奮薬
ウブレチド錠	ジスチグミン臭化物	重症筋無力症治療薬
メスチノン錠	ピリドスチグミン臭化物	重症筋無力症治療薬
ヒドララジン塩酸塩散	ヒドララジン塩酸塩	血管拡張薬
スプレンジール錠	フェロジピン	カルシウム拮抗薬
レバチオ錠	シルデナフィルクエン酸塩	肺動脈性高血圧治療薬
ウプトラビ錠	セレキシパグ	肺動脈性高血圧治療薬
サリパラ液	オウヒエキス	鎮咳薬
コデインリン酸塩散	コデインリン酸塩水和物	鎮咳薬
オピセゾールコデイン液	鎮咳去たん配合剤	鎮咳薬
セキコデ配合シロップ	ジヒドロコデイン・エフェドリン配合剤	鎮咳薬
ガストロゼピン錠	ピレンゼピン塩酸塩水和物	消化性潰瘍治療薬
パンクレアチン	パンクレアチン	消化酵素
エクセラーゼ配合顆粒	サナクターゼ配合剤	消化酵素
タフマック E 配合カプセル	ジアスターゼ配合剤	消化酵素
ベリチーム配合顆粒	膵臓性消化酵素配合剤	消化酵素
ポリトーゼ顆粒	ヒロダーゼ配合剤	消化酵素
サラジェン錠	ピロカルピン塩酸塩	口腔乾燥治療薬
プラビックス錠	クロピドグレル硫酸塩	抗血小板薬
コンプラビン配合錠	クロピドグレル硫酸塩・アスピリン	抗血小板薬合剤
ダオニール錠	グリベンクラミド	糖尿病治療薬
ジアゾキシドカプセル	ジアゾキシド	低血糖症治療薬
ゼローダ錠	カペシタビン	抗がん剤
ティーエスワン配合錠	テガフール・ギメラシル・オテラシルカリウム配合剤	抗がん剤
グリベック錠	イマチニブメシル酸塩	抗がん剤
タルセバ錠	エルロチニブ塩酸塩	抗がん剤
スーテントカプセル	スニチニブリンゴ酸塩	抗がん剤
スプリセル錠	ダサチニブ水和物	抗がん剤
タイケルブ錠	ラパチニブトシル酸塩水和物	抗がん剤
インライタ錠	アキシチニブ	抗がん剤
イクスタンジ錠	エンザルタミド	抗がん剤
ゼルボラフ錠	ベムラフェニブ	抗がん剤
イムブルビカカプセル	イブルチニブ	抗がん剤
タグリッソ錠	オシメルチニブメシル酸塩	抗がん剤

表 1. つづき

「C」内服薬

薬品名	一般名	作用
アイクルシグ錠	ポナチニブ塩酸塩	抗がん剤
イブランスカプセル	パルボシクリブ	抗がん剤
シダトレンスギ花粉舌下液	標準化スギ花粉エキス	アレルゲン
アシテアダニ舌下錠	ダニアレルゲンエキス	アレルゲン
ブイフェンド錠	ボリコナゾール	抗真菌薬
スタリビルド配合錠	エルビテグラビル・コビシスタット・エムトリシタビン・テノホビル　ジソプロキシルフマル酸塩	抗ウイルス薬
アヘン末	アヘン	麻薬
アヘンチンキ	アヘンチンキ	麻薬
モルヒネ塩酸塩錠	モルヒネ塩酸塩水和物	麻薬
モルペス細粒	モルヒネ硫酸塩水和物	麻薬
MS コンチン錠	モルヒネ硫酸塩水和物	麻薬
カディアンカプセル	モルヒネ硫酸塩水和物	麻薬
パシーフカプセル	モルヒネ塩酸塩水和物	麻薬
オプソ内服液	モルヒネ塩酸塩水和物	麻薬
メテバニール錠	オキシメテバノール	麻薬
オキノーム散	オキシコドン塩酸塩水和物	麻薬
オキシコンチン錠	オキシコドン塩酸塩水和物	麻薬
ナルラピド錠	ヒドロモルフォン塩酸塩	麻薬
ナルサス錠	ヒドロモルフォン塩酸塩	麻薬
ペチジン塩酸塩	ペチジン塩酸塩	麻薬
メサペイン錠	メサドン塩酸塩	麻薬
シアリス	タダラフィル	勃起不全治療薬
バイアグラ	シルデナフィル	勃起不全治療薬
レビトラ	バルデナフィル	勃起不全治療薬

文　献

1) 林　泰司，山口修司，鬼頭　秀ほか：新規抗悪性腫瘍薬S-1のイヌ経口投与による反復投与毒性試験I．13週間反復投与毒性試験II．眼に対する影響の回復性試験．J Toxicol Sci，**21**：527-544，1996.
Summary S-1 によってイヌに角膜障害を発症した報告の論文.

2) Esmaeli B, Golio D, Lubecki L, et al：Canalicular and nasolacrimal duct blockage：an ocular side effect associated with the antineoplastic drug S-1. Am J Ophthalmol, **140**(2)：325-327, 2005.

3) 伊藤　正，田中敦子：経口抗がん剤 S-1 による角膜障害の 3 例．日眼会誌，**110**(11)：919-923，2006.
Summary 日本で初めて，S-1 による涙道障害の詳細を報告した論文.

4) 坂井　譲，井上　康，柏木広哉ほか：TS-1 による涙道障害の多施設研究．臨眼，**66**(3)：271-271，2012.
Summary 32 施設による S-1 の涙道障害を後ろ向きに調査した論文.

Summary 世界で初めて，S-1 による涙道障害の詳細を報告した論文.

特集/流涙を診たらどうするか

マイボーム腺機能異常と流涙

山口昌彦*

Key Words : マイボーム腺機能不全(Meibomian gland dysfunction : MGD), Marx's line, 蒸発亢進型ドライアイ(evaporative dry eye), 流涙症(epiphora), 分泌性流涙(lacrimation)

Abstract : マイボーム腺機能異常を表す疾患名としてマイボーム腺機能不全(Meibomian gland dysfunction : MGD)がある.MGD は我が国でも 2010 年に診断基準が設けられ,広く認知されるようになった.一方,流涙症も 2009 年に定義と分類が提案され,ドライアイは分泌性流涙の原因の 1 つとして分類されている.MGD と流涙症の接点として,まず,MGD による蒸発亢進型ドライアイが反射性涙液分泌亢進を招いて分泌性流涙を引き起こす.また,眼瞼縁に注目すると皮膚粘膜移行部に相当する Marx's line が存在するが,Marx's line は MGD に伴って前方移動し,眼瞼縁における涙液の疎水性バリアが破綻して涙液の溢出を助長している可能性がある.流涙症の原因は複合的であり,MGD も上記のような機序で流涙症を増悪させていると考えられる.

はじめに

マイボーム腺は人体で最大の皮脂腺であり,眼表面の恒常性を維持するうえで重要な役割を担っている.マイボーム腺機能の異常を表す疾患名としてマイボーム腺機能不全(Meibomian gland dysfunction : MGD)という用語が使用されるが,1980 年の Korb と Henriquez による報告以来[1],一般的に用いられるようになった.日常臨床において MGD は比較的高い頻度で眼不快感の原因になっていると考えられ,実際,MGD は蒸発亢進型ドライアイの主な原因として挙げられている[2].

一方,涙液の産生・排出機構(ターンオーバー)に目を向けてみると,涙腺で産生された涙液は眼表面を潤し,瞬目の働きによって眼表面に安定して広がり,その後,涙点から涙道へと排出される.正常な涙液ターンオーバーのもとでは,バランスのとれた涙液クリアランスが行われドライアイや流涙症にはならないが,上記のいずれかに破綻が生じるとドライアイや流涙症のリスクが高まる.我が国では,2009 年に「流涙症とは,さまざまな要因による涙液量の増加を伴う慢性疾患であり,眼不快感や視機能異常を伴う」と定義され[3],さまざまな原因によって流涙症を発症することが示されている.

このような背景を踏まえて MGD と流涙症の関連性を考えた場合,両者にはどのような接点が存在するのであろうか? MGD は眼瞼縁に開口部をもつマイボーム腺の疾患であり,また,流涙症は何らかの原因によって涙液が眼瞼縁から皮膚側へ溢れる状態である.この眼瞼縁における攻防が MGD と流涙症の接点である可能性はないだろうか? そこで本稿では主に眼瞼縁に焦点を当て,MGD と流涙症の関係について考察してみたい.

* Masahiko YAMAGUCHI, 〒790-0024 松山市春日町 83 愛媛県立中央病院眼科,主任部長

表 1. マイボーム腺機能不全の分類（文献 4 より引用）

1．分泌減少型
　①原発性（閉塞性，萎縮性，先天性）
　②続発性（アトピー，Stevens-Johnson 症候群，移植片対宿主病，トラコーマなどに続発する）
2．分泌過多型
　①原発性
　②続発性（眼感染症，脂漏性皮膚炎などに続発する）

マイボーム腺機能不全（MGD）の定義と診断基準

　我が国では，2010 年に MGD とは「さまざまな原因によってマイボーム腺の機能が瀰漫性に異常をきたした状態であり，慢性の眼不快感を伴う」と定義されている[4]．MGD には原発性と続発性（アトピー，Stevens-Johnson 症候群，移植片対宿主病，感染症など）があり，分泌減少型と分泌増加型に分類される（表 1）．臨床上経験する MGD の多くは分泌減少型であり，その診断基準が定められている（表 2）[4]．

　分泌減少型 MGD の診断に必要な項目は 3 つあり，①自覚症状，②マイボーム腺開口部周囲異常所見，③マイボーム腺開口部閉塞所見である．これら 3 つを満たせば分泌減少型 MGD と診断される．自覚症状には，一般的には眼不快感，異物感，乾燥感，圧迫感などが挙げられる．マイボーム腺開口部周囲異常所見には，血管拡張（図 1-a），muco-cutaneous junction（MCJ：粘膜皮膚移行部）の前方移動[5]（図 1-b）または後方移動[6]，眼瞼縁不整（図 1-c）があり，これらのうち 1 つでもあ

ればマイボーム腺開口部周囲異常所見陽性とする．マイボーム腺開口部閉塞所見の判定には，まず，閉塞所見である plugging（図 2-a），pouting（図 2-b），ridge（図 2-c）などが存在するのを確認し，さらに拇指による眼瞼の中等度圧迫でマイボーム腺からの油脂（meibum）の圧出が低下していることを確認する．この両者ともに揃えばマイボーム腺開口部閉塞所見陽性とする．Meibum の圧出状態の判定は，例えば島崎の分類[7]（表 3）を用いて grade 2 以上を異常とする．

流涙症の定義と分類

　2009 年に我が国では「流涙症とは，さまざまな要因による涙液量の増加を伴う慢性疾患であり，眼不快感や視機能異常を伴う」と定義された[3]．流涙症は分泌性流涙（lacrimation）と導涙性流涙（epiphora）に大別され，分泌性流涙の原因にはドライアイや結膜炎が，導涙性流涙の原因には涙道閉塞が主に挙げられ，内反症や外反症などの眼瞼疾患や結膜弛緩症は両者にまたがって関わっているとされている（図 3）．

MGD と流涙症の接点①
～蒸発亢進型ドライアイ～

　分泌性流涙の原因にドライアイがあり，この場合のドライアイは反射性涙液分泌能が保たれてい

表 2. 分泌減少型マイボーム腺機能不全の診断基準（文献 4 より引用）

以下の 3 項目（自覚症状，マイボーム腺開口部周囲異常所見，マイボーム腺開口部閉塞所見）が陽性のものを分泌減少型 MGD と診断する．

1．自覚症状
　眼不快感，異物感，乾燥感，圧迫感などの自覚症状がある．
2．マイボーム腺開口部周囲異常所見
　①血管拡張
　②粘膜皮膚移行部の前方または後方移動
　③眼瞼縁不整
　　①～③のうち 1 項目以上あるものを陽性とする．
3．マイボーム腺開口部閉塞所見
　①マイボーム腺開口部閉塞所見（plugging, pouting, ridge など）
　②拇指による眼瞼の中等度圧迫でマイボーム腺からの油脂の圧出が低下している．
　　①，②の両方を満たすものを陽性とする．

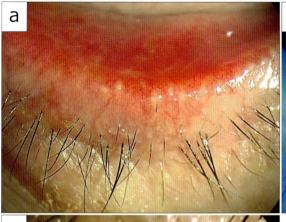
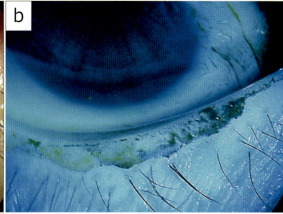
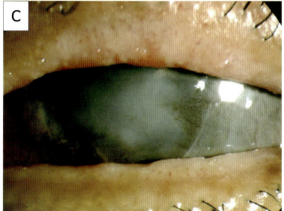

図 1.
マイボーム腺開口部周囲異常所見
　　a：血管拡張
　　b：Muco-cutaneous junction（粘膜皮膚移行部）の前方移動
　　c：眼瞼縁不整

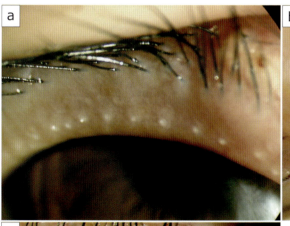
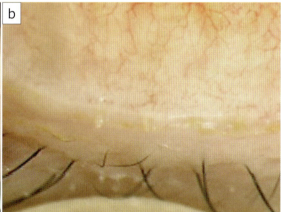
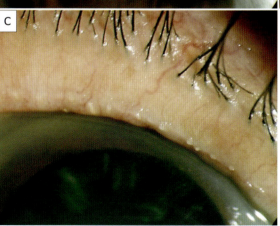

図 2.
マイボーム腺開口部閉塞所見
　　a：Plugging
　　b：Pouting
　　c：Ridge

表 3. マイボーム腺からの油脂(meibum)の grading
（文献 7 より改変して引用）

| Grade 0：透明な meibum が容易に出る |
| Grade 1：軽い圧迫で混濁した meibum が出る |
| Grade 2：中等度以上の強さの圧迫で混濁した meibum が出る |
| Grade 3：強い圧迫でも meibum が出ない |

ることが条件であり，乾燥感や不快感による刺激が原因となって反射性の涙液分泌過多が生じ流涙症に至るという図式になると考えられる．一方，MGD は蒸発亢進型ドライアイの原因として挙げられ，その機序は，MGD が原因で涙液油層に異常をきたして涙液層が不安定になり，ドライアイを発症するというものである[2]．MGD による蒸発亢進型ドライアイでは，涙液油層の異常によって涙液浸透圧が上昇して涙液の蒸発亢進を招き，代償性に反射性の涙液分泌過多が起こるのではないかと推測されている[8]．実際，点眼麻酔下におけるシルマーテスト値で比較した研究では，マイボグラフィで gland dropout を有する MGD 群；10.75±1.40 mm に対して，non-MGD 群；6.51±0.64 mm と MGD において涙液分泌能が有意に高くなっており，MGD での涙液分泌増加が示されている[9]．これらのことから，MGD による蒸発亢進型ドライアイが流涙症の原因になる可能性がある．

MGD と流涙症の接点② ～Marx's line の前方移動～

1．眼瞼縁の解剖

a）マイボーム腺

眼瞼には軟骨組織である瞼板があり，その瞼板内には皮脂腺であるマイボーム腺(瞼板腺)が上眼瞼に 30〜40 個，下眼瞼に 20〜30 個存在している．正常なマイボーム腺開口部の形状はフラットで同心円状の fluid cuff 構造になっており，通常一列構造(図 4-a)をとるが，ときに piano key pattern と呼ばれる二列構造をとることがある(図 4-b)．正常では，マイボーム腺開口部の並びよりも眼球側に MCJ が存在する．

b）Marx's line

1924 年，オランダの眼科医 Eugen Marx は，眼瞼縁にフルオレセインやローズベンガルで染色される line が存在することを発見した[10]．この line は，若年正常者ではマイボーム腺開口部よりも後方(眼球側)において眼瞼縁に平行の smooth な line として観察され(図 5)，MCJ の結膜側(眼球側)に生じるある一定の幅を持った結膜上皮障害の line であることが証明されている[11)12]．Norn

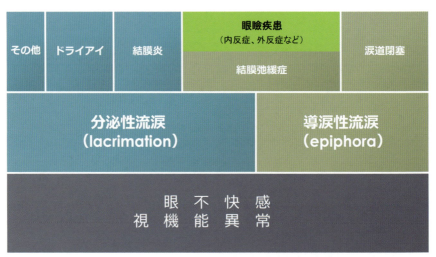

図 3．流涙症の分類と原因疾患(文献 3 より引用)
流涙症は分泌性流涙(lacrimation)と導涙性流涙(epiphora)に分類され，それぞれの原因疾患および両者にまたがって原因になりうる疾患がある．

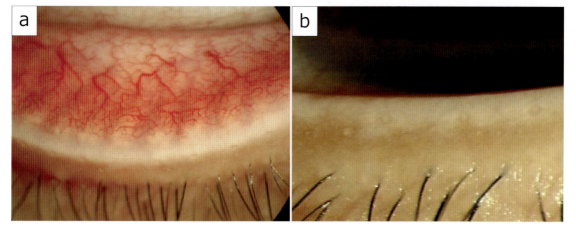

図 4. 正常者のマイボーム腺開口部
正常なマイボーム腺開口部の形状はフラットで同心円状の fluid cuff 構造になっており，通常一列構造(a)をとるが，ときに piano key pattern と呼ばれる二列構造をとることがある(b)．

は，正常若年者の Marx's line は図5のように観察されるが，加齢とともに irregular になり，眼瞼縁炎や結膜炎など炎症性の眼瞼および眼表面疾患でも irregular になることを報告している[13]．

2．マイボーム腺脂質の眼瞼縁における役割

マイボーム腺脂質には，①涙液水層の表面張力を低下させて眼表面に拡散させる作用，②涙液水層の表面を覆うことによって涙液層を安定させる作用，③眼瞼縁において涙液メニスカスとの間に疎水性のバリアを築いて涙液が皮膚側へ溢れるのを防止する作用，などがある[14]．これらの作用によって，涙液は眼表面に安定してとどまり，角結膜上皮細胞の恒常性を保ち，ひいては正常な視機能が維持される．

3．Marx's line の前方移動と MGD
a）Marx's line の前方移動

MCJ の前方移動という所見は，分泌減少型 MGD の診断基準に含まれている．解剖学的には MCJ ≒ Marx's line と考えても差し支えないと思われるが，Marx's line の前方移動と MGD との関係については，Marx's line の前方移動の程度を grade 分類(図 6)して，さまざまな角度から検討されている[5]．その結果は以下のとおりである．

すなわち，Marx's line は，①加齢に伴い前方移動する，②高齢になるにつれて中央よりも外側(耳側)や内側(鼻側)が有意に前方移動する．特に，年代別で中央，外側，内側の Marx's line score

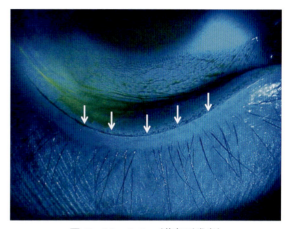

図 5. Marx's line(若年正常者)
フルオレセイン染色によって皮膚粘膜移行部に相当する Marx's line(矢印)が染色される．若年正常者では，マイボーム腺開口部の並びよりも眼球側にスムースなある一定の幅を持った line として観察される．

を比較した場合，各年齢群とも各部位の score に性差はみられなかったが，男女とも61歳以上の群では外側の score が極めて高く(図7)，40歳以下では男女とも各部位で差はなかったが，41〜60歳では男性が中央と外側，女性が中央と外側および内側と外側で，61歳以上では女性の中央と内側以外の組み合わせにおいて差がみられた(表4)．

b）Marx's line と MGD の関係
（ⅰ）Marx's line とマイボーム腺機能

Marx's line score と種々のマイボーム腺機能評価法との比較を行った結果は以下のとおりである．Marx's line score は，①マイボグラフィスコ

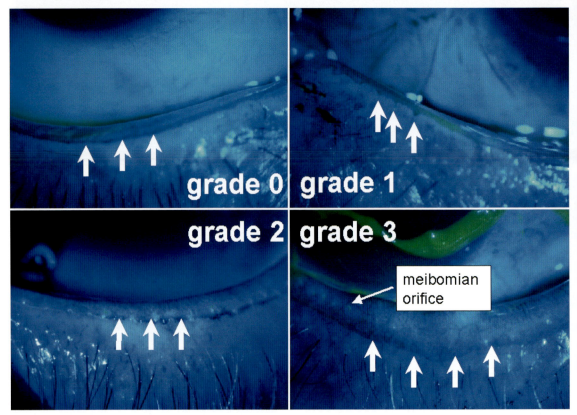

図 6. Marx's line 前方移動の grading(文献 5 より引用)

a	b
c	d

a:Grade 0:Marx's line がマイボーム腺開口部のラインよりも眼球側に存在し,どの部位においてもマイボーム腺開口部に接触しない.
b:Grade 1:Marx's line の一部がマイボーム腺開口部に接触する.
c:Grade 2:Marx's line がほぼすべてのマイボーム腺開口部に一致して走行する.
d:Grade 3:Marx's line がすべてのマイボーム腺開口部を越えて皮膚側に形成される.
Meibomian orifice:マイボーム腺開口部

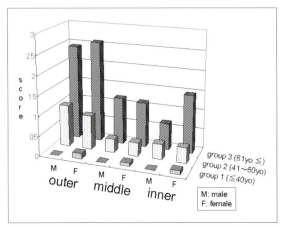

図 7. 各年齢群の内側/中央/外側の Marx's line score
各年齢群とも,内側,中央,外側各部位のスコアに性差はなかったが,男女ともに 61 歳以上の群では特に外側の score が高かった.

ア[9]と相関(Spearman rank correlation analysis, r=0.643, p<0.0001)する, ②マイボーム腺圧出物(meibum)スコア[5](0:透明で速やかに出る, 1:やや黄色味を帯びているが速やかに出る, 2:黄白色でやや粘性が高い, 3:練り歯磨き粉様に出る, 4:全く出ない)と相関(Spearman rank correlation analysis, r=0.599, p<0.0001)する. これらのことから, Marx's line の前方移動がマイボーム腺機能異常を予測させる可能性が示された[5].

(ⅱ) MGD と non-MGD における Marx's line score の比較

年齢をマッチさせた MGD 群と non-MGD 群において, 内側, 中央, 外側 3 か所の total Marx's line score を比較したところ, MGD 群:5.93±1.55, non-MGD 群:2.77±1.59(p<0.001)と

MGD 群において有意に Marx's line score は高かった[5]．この場合の MGD の診断基準は，マイボーム腺開口部の plugging がびまん性に存在し，その plug 部分の meibum score が 2 以上のものとした．

40 歳男性，non-MGD の症例では，Marx's line は全体にわたって grade 0 を示すのに対し，60 歳男性，MGD の症例では，Marx's line は全体にわたって grade 2 を示した(図 8)．

これらのことから，MGD では Marx's line が前方移動することが示唆された．

4．Marx's line の前方移動と流涙症

MGD では Marx's line が前方移動することが示

表 4．年代別の下眼瞼部位別の Marx's line score の相違（文献 5 より引用）

Group	Group 1 (≦40 years)	Group 2 (41〜60 years)	Group 3 (≧61 years)
Men			
Inner vs middle	NS	NS	<.005
Inner vs outer	NS	NS	<.0001
Middle vs outer	NS	<.05	<.0001
Women			
Inner vs middle	NS	NS	NS
Inner vs outer	NS	<.05	<.0001
Middle vs outer	NS	<.0001	<.0001

Inner：Marx line score for the inner lower eyelid region
Middle：Marx line score for the middle lower eyelid region
Outer：Marx line score for the outer lower eyelid region
NS＝no significant difference
Scheffé F test．

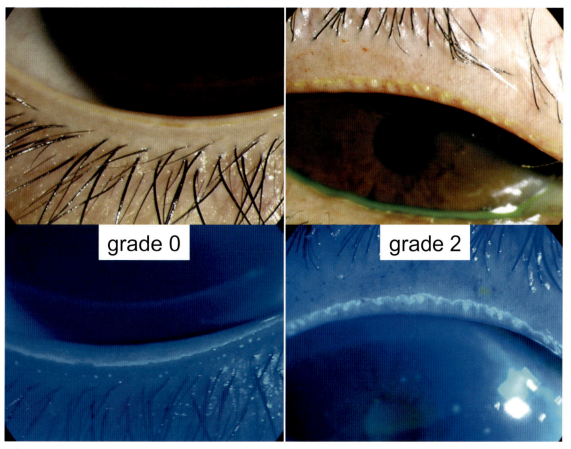

a|b 図 8．MGD と non-MGD の Marx's line
　a：40 歳，男性．Non-MGD 症例では，Marx's line score は 0 を示す．
　b：60 歳，男性．MGD 症例では，Marx's line score は 2 を示す．

されたが，MGD で生じる Marx's line の前方移動
は流涙症と何らかの関連があるのだろうか？

　図7で示されているように，加齢に伴い，特に
耳側の Marx's line は前方移動し，マイボーム腺
脂質の機能の1つである眼瞼縁における疎水性バ
リアとしての役割は破綻している可能性がある．
流涙症の罹患率は加齢に伴い導涙性，分泌性とも
に増加すると考えられるが，複合的な要因で生じ
る流涙症の原因の1つに MGD による眼瞼縁での
疎水性バリアの破綻も関与している可能性があ
る．下眼瞼における MCJ（≒Marx's line）の前方移
動は結膜弛緩症の悪化とも関連することが報告さ
れている[15]．結膜弛緩症は導涙性および分泌性流
涙症の原因になる[3]が，MGD や結膜弛緩症に伴う
Marx's line の前方移動は，眼瞼縁における疎水性
バリアの破綻を招き，反射性分泌過多が起こった
際，あるいは結膜弛緩症による涙液メニスカス形
成不全の際に流涙症を増悪させる要因になるので
はないかと推測される．

おわりに

　MGD による蒸発亢進型ドライアイは代償性の
反射性涙液分泌を招き，分泌性流涙の原因になる
と考えられる．また，MGD の眼瞼縁に注目する
と，Marx's line の前方移動が認められ，眼瞼縁に
おける疎水性バリア破綻による涙液溢出の原因に
なっていると推測される．一見関連が薄いように
思われる MGD と流涙症であるが，加齢性変化で
生じてくるさまざまな因子が複雑に絡み合って発
症する流涙症では，MGD もその一因になってい
る可能性が高いと思われる．

文　献

1) Korb DR, Henriquez AS：Meibomian gland dys-
function and contact lens intolerance. J Am
Optom Assoc, **51**：243-251, 1980.
2) Craig JP, Nichols KK, Akpek EK, et al：TFOS
DEWS II Definition and Classification Report.
Ocul Surf, **15**：276-283, 2017.
3) 鈴木　亨：流涙症の原因と包括的アプローチ．眼
科手術，**22**：143-147，2009．
4) 天野史郎：マイボーム腺機能不全ワーキンググ
ループ．あたらしい眼科，**27**：627-631，2010．
5) Yamaguchi M, Kutsuna M, Uno T, et al：Marx
line：fluorescein staining line on the inner lid as
indicator of meibomian gland function. Am J
Ophthalmol, **141**：669-675, 2006.
6) Bron AJ, Benjamin L, Snibson GR：Meibomian
gland disease. Classification and grading of lid
changes. Eye（Lond）, **5**：395-411, 1991.
7) Shimazaki J, Goto E, Ono M, et al：Meibomian
gland dysfunction in patients with Sjögren syn-
drome. Ophthalmology, **105**：1485-1488, 1998.
8) Bron AJ, Tiffany JM：The contribution of meibo-
mian disease to dry eye. Ocul Surf, **2**：149-165,
2004.
9) Shimazaki J, Sakata M, Tsubota K：Ocular sur-
face changes and discomfort in patients with
meibomian gland dysfunction. Arch Ophthalmol,
113：1266-1270, 1995.
10) Marx E：Über vitale Färbung des Auges und
der Augenlider. I. Über Anatomie, Physiologie
und Pathologie des Augenlidrandes und der T-
ränenpunkte. Gräfes Archv f Ophthalmol, **114**：
465-482, 1924.
11) Knop E, Knop N, Zhivov A, et al：The lid wiper
and muco-cutaneous junction anatomy of the
human eyelid margins：an *in vivo* confocal and
histological study. J Anat, **218**：449-461, 2011.
12) Bron AJ, Yokoi N, Gaffney EA, et al：A solute
gradient in the tear meniscus. I. A hypothesis to
explain Marx's line. Ocul Surf, **9**：70-91, 2011.
13) Norn MS：Meibomian orifices and Marx's line.
Studied by triple vital staining. Acta Ophtalmol,
63：698-700, 1985.
14) Foulks GN, Bron AJ：Meibomian gland dysfunc-
tion：A clinical schema for description, diagno-
sis, classification, and grading. Ocul Surf, **1**：107-
126, 2003.
15) 広谷有美，横井則彦，小室　青ほか：下眼瞼皮膚
粘膜接合部及び結膜弛緩症の程度の加齢性変化
と両者の関連．日眼会誌，**107**：363-368，2003．

特集/流涙を診たらどうするか

眼瞼疾患と流涙症

中山知倫[*1]　渡辺彰英[*2]

Key Words : 流涙症（epiphora），分泌性流涙（epiphora due to excess lacrimation），導涙性流涙（epiphora due to insufficient drainage），眼瞼疾患（eyelid disorders）

Abstract : 流涙症はさまざまな原因や異常が関与する多因子疾患であり，広範囲にわたる疾患の存在を考える必要がある．流涙の疾患体系を理解するために，分泌性流涙（epiphora due to excess lacrimation：涙液分泌の亢進に基づく流涙）と導涙性流涙（epiphora due to insufficient drainage：導涙機能の低下に基づく流涙）の2つに分類することが有用である．

　眼瞼疾患は多くが分泌性流涙と，導涙性流涙の要素を持ちうる．眼表面疾患と同様に分泌性流涙は点眼治療がある程度有効であり，導涙性流涙については外科的加療を要する．ただし，分泌性流涙においても，眼瞼による眼表面への刺激は結膜の摩擦などによる眼表面疾患の刺激の比ではなく，点眼治療のみで完全に改善することは難しい．そのため，実際にはほとんどが外科的治療の適応となる．

　流涙症に対する眼瞼手術は，形態の矯正以上の効果が得られることがあり，その適応は広い．

流涙症とは

　流涙症とは「さまざまな要因による涙液量の増加を伴う慢性疾患であり，眼不快感や視機能異常を伴う」という定義が提案されている[1]．流涙と流涙症は区別されるべきであり，流涙とは，涙がにじむ，もしくは溢れる状態をさす「症状名」であるのに対し，流涙症はさまざまな原因や異常が関与する多因子疾患をさす言葉である[2]．つまり，同様の流涙を引き起こしていても，その背景には涙道疾患，眼瞼疾患，眼表面疾患など，眼科として広範囲にわたる疾患の存在を考える必要がある．また，個人の知覚閾値の影響を受けはするが，涙液量の増加に伴って，慢性的な眼不快感や視機能異常[3]につながるため，流涙症は正確な診断と適切な治療を要する重要な疾患である．

流涙症の分類

　流涙はその疾患体系を理解するために，大きく2つに分類することが有用である．すなわち，分泌性流涙（epiphora due to excess lacrimation：涙液分泌の亢進に基づく流涙）と導涙性流涙（epiphora due to insufficient drainage：導涙機能の低下に基づく流涙）の2つである[2]．この分類に基づいて，原因として考えられる疾患や異常を体系づけて理解すれば，流涙症の原因疾患の診断に有用である．ただし，一部には分泌性流涙と導涙性流涙のどちらの要素も持つものもある．京都府立医科大学の横井則彦先生による疾患分類の表が，この疾患体系の理解に大変便利であるので，抜粋させていただく（図1）．

[*1] Tomomichi NAKAYAMA, 〒602-8566　京都市上京区河原町通広小路上る梶井町465　京都府立医科大学眼科
[*2] Akihide WATANABE, 同

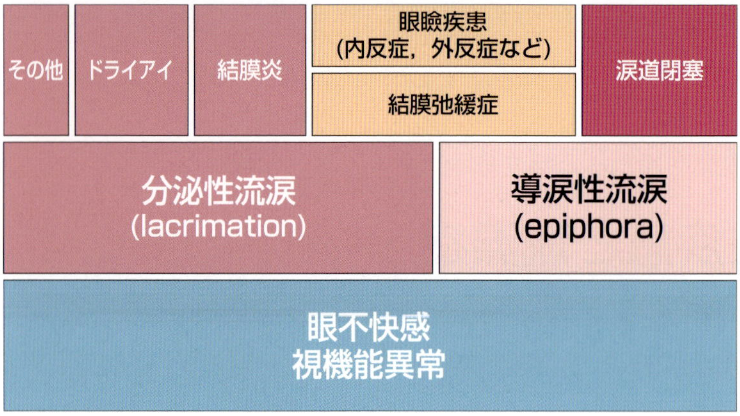

図 1.
分泌性，導涙性の疾患概念の疾患
分類表
（文献 2 より抜粋）

分泌性流涙の原因

分泌性流涙は眼表面が刺激されることで，涙液分泌機能が亢進されて引き起こされる．すなわちそのような眼表面への慢性的な刺激を与えるものが原因疾患である．

眼表面への慢性的な刺激の原因として，涙液層の安定性の低下，瞬目時の摩擦亢進，炎症を挙げることができる[2]．これらすべてに関係し，よく臨床上で出会う疾患としては結膜弛緩症とドライアイがある．その他，眼表面の異物や上皮障害も刺激となりうる．主に炎症にかかわるものとしては，アレルギー性結膜炎などの慢性結膜炎がある．眼瞼疾患では眼瞼内反症が典型的だが，その物理的刺激が原因となることがある．このうち結膜弛緩症と眼瞼疾患は，涙液メニスカスの遮断，あるいは涙道ポンプ機能の低下につながり，導涙性流涙の要素も併せ持つ．

導涙性流涙の原因

導涙性流涙は涙液の排泄経路の遮断による導涙機能の低下に基づく流涙である．涙液の排泄経路にかかわるものは，涙液の流路としての涙液メニスカス，涙液の流れを生み出している涙道ポンプ，そしてやはり涙液の流路としての涙道があり，これらが総合的に導涙機能を発揮している．これらの機能が低下や阻害されることで導涙性流涙となる．涙液メニスカスの機能低下の原因としては結膜弛緩症による涙液メニスカスの遮断がある．涙液ポンプ機能低下としては眼瞼疾患がある．例えば，眼瞼弛緩に併発している Horner 筋

の機能低下による涙道ポンプ機能の低下である．涙道の機能低下としては，涙道閉塞がある．先述ではあるが，これらのうち結膜弛緩症と眼瞼疾患は，眼表面への刺激を引き起こして分泌性流涙の要素も持つことがほとんどであり，分泌性と導涙性の複合メカニズムとなっていることに注意が必要である．

診　断

まず問診を行い，その後，眼科診療の基本である細隙灯顕微鏡にて眼表面の観察から開始する．まず涙液量に影響が出ない程度で，眼表面を刺激しないようにしてフルオレセインで涙液を染色する．その後，涙液層破壊時間（tear film breakup time：BUT）を測定するため，数回軽く瞬目させた後，開瞼を維持させて涙液層の破壊パターン[4]を観察する．ドライアイでは BUT が短く（5 秒以下），反射性涙液分泌亢進の原因となっている．

次に，涙液メニスカスの中央の高さの変化に注目して，強い瞬目をしてもらう．この瞬目テストで，涙液メニスカスの高さが下がる場合は，まず大まかに涙道閉塞や涙道ポンプ機能の低下がないと考えることができ，流涙症の原因をメニスカスの遮断に求めることができる[2]．涙液メニスカス遮断の原因として，結膜弛緩症が最も重要であるが，半月ひだや涙丘の耳側変位（涙点の耳側でメニスカスを遮断する原因となる）もメニスカス遮断の原因となる[5)6]．一方，メニスカスの高さが瞬目によって下がらない場合は，涙道ポンプの機能低下をきたしうる眼瞼の緩みを疑っておく．メニスカスの高さが下がらず，かつその高さが特に高

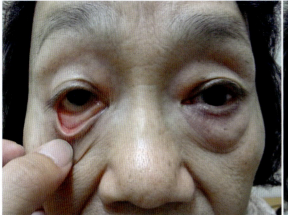
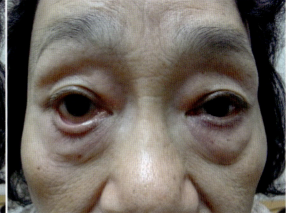
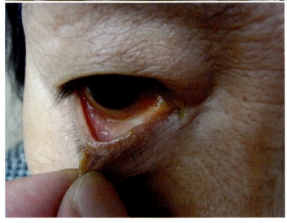

図 2.
眼瞼弛緩の評価方法
 a, b：Snap back test. 下眼瞼を下方へ引き, 速やかに元の位置へ戻らなければ陽性
 c：Pinch test. 下眼瞼を前方へ引き, 8 mm 以上の弛緩があれば陽性

い場合は, 涙小管の閉塞が疑われる[2].

 その後, 眼表面を観察し, アレルギー性結膜炎や眼瞼縁炎などの炎症性の眼表面疾患の有無を診断する. この際には眼瞼を必ず翻転し所見を得ることは重要である.

 次に, 眼瞼の緩みを検査する. その診断には, snap back test, pinch test が有用である(図 2).

 最後に涙道閉塞に対する検査として通水テストを行う. 通水テストは, 基本的には上下それぞれの涙点から行う. 逆流の有無と通水が可能かどうか, 上下涙点間の交通の有無を判定する. 通水が不可能で, 逆流する水に多量の粘液が含まれていれば鼻涙管閉塞が疑われる. 上下涙点間の交通がなければ総涙小管以前に閉塞を有すると判断できる. 通水可能であっても逆流が多い場合には, 涙道狭窄が流涙症の原因となっている可能性を考える必要がある. 最後に閉塞部位および狭窄部位の確認のために涙道内視鏡検査まで行うことができれば, より診断は確定的となる. 近位の閉塞部位は上記の方法で診断可能であるが, それがどこまで閉塞しているか, また, 仮にそれより遠位でも閉塞していた場合には事前の検査ではわからないことには注意が必要である. 以上を図にすると図 3 のようになる.

 流涙症の原因としては単一疾患ではなく, 複数の原因疾患があることも珍しくはないため, 上記の通り診察を進め, 1 つの原因疾患を診断し得た後にも, 一通り原因疾患を鑑別することが望ましい.

部位別原因疾患の特徴と治療

 診断がついた後, それぞれの治療法については, 部位別に分けて述べたほうが理解しやすい.

1. 眼表面疾患

 眼表面疾患は, 先述の通り, 分泌性流涙が多いが, 中には結膜弛緩症のように導涙性流涙の要素を併せ持つ疾患もある.

 疾患は多岐にわたるため, すべての治療法について逐一述べることはここでは行わないが, 基本的な考え方を示す.

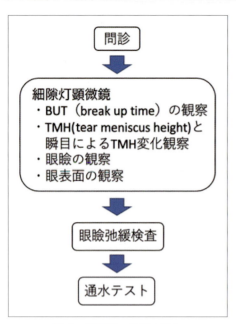

図 3. 流涙症の診察の流れ

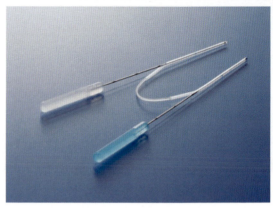

図 4. 涙管チューブ
涙管チューブ　LACRIFAST®(株式会社カネカメディックス)

眼表面疾患の場合，分泌性流涙は点眼治療で改善させることも可能だが，導涙性流涙は主に外科的な治療が必要となる．例えば結膜弛緩症においては，眼表面への刺激と，涙液メニスカスの遮断という分泌性流涙と導涙性流涙の2つの要素を持ち得るが，このうち分泌性流涙の要素は，摩擦や炎症を抑える，または涙液層の安定性を改善する点眼治療などで改善する余地がある．しかしこのような点眼治療を試みても流涙が改善しない場合には，涙液メニスカスの遮断という分泌性流涙の要素を改善させるため，外科的な治療法が必要となる[7)8)]．まずは，その導入のしやすさから点眼による治療が開始されることが多く，それで良いと考えるが，それだけでは限界があることを必ず理解しておき，外科的治療が必要な状態であることに気づかず漫然と点眼を継続しているようなことのないようにしたい．

2. 涙道疾患

涙道疾患は導涙性疾患であり，根治的には外科的治療法が必要となる．疾患分類としては先天性か後天性かと，閉塞部位によって分ける方法がある．治療法としては，大きく2つあり，涙管チューブ挿入術と涙嚢鼻腔吻合術(dacryocystorhinostomy：DCR)がある．涙管チューブ挿入術は，涙道閉塞部位に涙管チューブ(図4)を挿入し，そのステント作用にて閉塞を改善させようとするのに対し，DCRは涙嚢から鼻腔内へとバイパスを作成する．

先天性鼻涙管閉塞症は自然軽快することがあり治療介入時期には依然として議論がある．当院で経過観察中に自然軽快を確認できた症例は8割が24か月までに軽快しており，少なくとも1歳半〜2歳程度までは症状が重篤でなく経過観察可能であれば，様子をみられるのではないかと考えている．ブジーでの治療も行われているが，当院で治療の場合は原則として全例に全身麻酔下に涙管チューブ挿入術を施行しており，再閉塞率は2%と良好な成績を得ている．後天性鼻涙管閉塞症については基本的には自然軽快せず，改善を目指すのであれば，外科的治療が必要となる．

3. 眼瞼疾患

眼瞼疾患は多くが分泌性流涙と，導涙性流涙の要素を持ちうる．眼表面疾患と同様に分泌性流涙は点眼治療がある程度有効であり，導涙性流涙については外科的加療を要する．ただし分泌性流涙においても，眼瞼による眼表面への刺激は結膜の摩擦などによる眼表面疾患の刺激の比ではなく，点眼治療のみで完全に改善することは難しい．そのため，実際にはほとんどが外科的治療の適応となる．

以下に流涙症を引き起こす眼瞼疾患をまとめる．
①眼瞼腫瘍による物理的涙点閉塞，涙点偏位，眼瞼の眼表面への接触不全

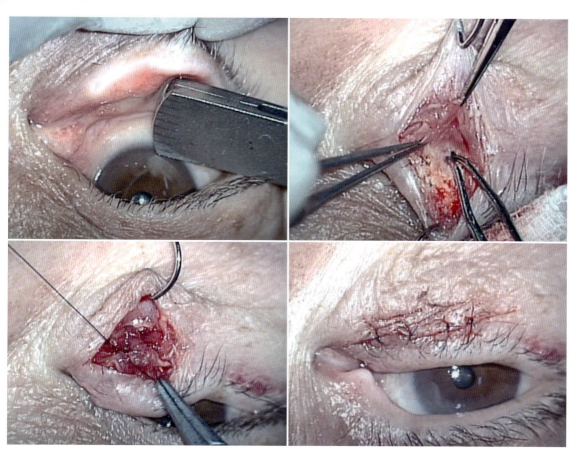

図 5.
a：術前 pinch test 10 mm
b：眼輪筋の露出と周囲組織からの剥離
c：眼輪筋のタッキング
d：皮膚縫合後

②加齢や顔面神経麻痺，眼瞼手術による外反症
③内反症による睫毛の角膜への接触
④外傷や眼瞼手術，甲状腺眼症，顔面神経麻痺，眼窩腫瘍などによる兎眼
⑤顔面神経麻痺による眼輪筋麻痺や眼瞼弛緩などによる機能性流涙

このように，原因となる眼瞼疾患は多彩である．

涙道閉塞や涙道狭窄がなく，内反症や外反症，涙点位置異常，兎眼など上に挙げたような眼瞼異常や，結膜弛緩症などの眼表面疾患もない流涙症は，機能性流涙に分類される．機能性流涙の治療は難しいが，涙管チューブ挿入術や DCR が涙道の通過障害がないにもかかわらず行われることがある．また，顔面神経麻痺や下眼瞼弛緩などの眼輪筋機能不全または機能低下があれば，lateral tarsal strip(LTS)など lid tightning によって下眼瞼の緊張を増加させる手術が選択される．しかし，LTS では眼瞼内側の弛緩を十分に是正することが困難であるため，筆者らは，下眼瞼弛緩のある機能性流涙症例に対して下眼瞼の眼輪筋短縮術を施行している．術式は，下眼瞼の睫毛下皮膚切開の後，眼輪筋を周囲組織から剥離して露出し，水平方向へ短縮するものである(図 5)．術後約 7 割で症状改善を得られたが，しかし，涙液減少量が少ない症例や，涙液減少があっても流涙症状があまり改善しない症例もあり，機能性流涙は単に涙液貯留量が減ればよいというものではなく，各症例によって流涙症状改善のために必要とする涙液減少量が大きく異なるのではと考えている[9]．

眼瞼異常による流涙症の中には，眼瞼下垂によって瞬目に伴う涙液排出機能が減弱している症例がある．眼瞼下垂があり，涙液メニスカスが高

く，流涙症を訴える症例に対しては，眼瞼下垂手術によって流涙症を改善させることができる可能性がある[10)11)]．涙道通過障害のない眼瞼下垂症に対して挙筋短縮術（挙筋腱膜前転法）を施行し，メニスコメトリー法[12)]を用いて眼瞼下垂手術前後の涙液メニスカス曲率半径Rを検討したところ，術前のRの平均は0.31 mmであったのに対し，術後1.5か月のRの平均値は0.23 mmであり，涙液貯留量の有意な減少を認めた．また，術前のRが高いほど術後のRが減少しやすく，涙液減少効果は術後3か月後，6か月後も持続していた[13)]．以上の結果から，涙道通過障害のない機能性流涙症例において，涙液メニスカスが高く眼瞼下垂症を伴っていれば，眼瞼下垂手術が流涙症の治療となりうる．しかし，同程度のメニスカスであっても必ずしも涙液減少が得られるわけでなく，症例ごとの個人差も大きいため，眼瞼下垂手術に伴う涙液減少や流涙症改善の可能性については，術前に十分説明しておく必要がある[9)]．

このように流涙症に対する眼瞼手術は，形態の矯正以上の効果が得られることがあり，その適応は広い．

おわりに

流涙症は単純なようでいて，その原因疾患は多岐にわたり，また，複数が同時に併存していることもありうるため，適切な診断が難しいことも多い．その診断および治療を適切に行うためには，病態に基づく疾患体系を理解しておくことが有用である．流涙症に対する眼瞼手術は，単に形態の矯正という以上の効果が得られることがあり，その適応は広い．その適応と治療効果を理解しておくことが重要である．

文　献

1) 井上　康：流涙症の定義を教えてください．あたらしい眼科，**30**（臨増）：21-22，2013.

2) 横井則彦：流涙症とは．眼科手術，**27**：518-522，2014.
   Summary 流涙症の疾患体系についてまとめ，その診断についてまとめた報告．

3) 井上　康，下江千恵美：涙道閉塞に対する涙管チューブ挿入術による高次収差の変化．あたらしい眼科，**27**：1709-1713，2010.

4) 横井則彦：ドライアイの新しい治療戦略―眼表面の層別治療―．日本の眼科，**83**：1318-1322，2012.

5) 横井則彦：結膜弛緩症（単純型）結膜切除を行う方法．眼手術学4．角膜・結膜・屈折矯正（大鹿哲郎監，西田幸二，横井則彦，前田直之編），文光堂，pp. 288-295，2013.

6) 横井則彦：結膜弛緩症（円蓋部挙上型）．眼手術学4．角膜・結膜・屈折矯正（大鹿哲郎監，西田幸二，横井則彦，前田直之編），文光堂，pp. 300-303，2013.

7) Yokoi N, Inatomi T, Kinoshita S：Surgery of the conjunctiva. Dev Ophthalmol, **41**：138-158, 2008.

8) 横井則彦：単純性結膜弛緩症に対する手術～完成版～．眼科手術，**20**：68-70，2007.

9) 渡辺彰英：流涙症への眼瞼からのアプローチ．眼科手術，**27**：523-528，2014.

10) 大前まどか，渡辺彰英，脇舛耕一ほか：眼瞼下垂手術前後における涙液貯留量の定量的評価．眼科手術，**26**：91-93，2013.

11) Watanabe A, Kakizaki H, Selva D, et al：Short-term changes in tear volume after blepharoptosis repair. Cornea, **33**：14-17, 2014.
    Summary 眼瞼手術が，涙液量と関連していることをデータを用いて示した論文．

12) Yokoi N, Bron A, Tiffany J, et al：Reflective meniscometry：a noninvasive method to measure tear meniscus curvature. Br J Ophthalmol, **83**：92-97, 1999.

13) 渡辺彰英：眼瞼異常 Q8. 眼瞼下垂を伴う流涙症に対する治療法について教えてください．あたらしい眼科，**30**：136-138，2013.

特集/流涙を診たらどうするか

眼表面疾患と流涙症

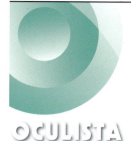

田中　寬*1　横井則彦*2

Key Words :　涙液(tear film), 眼表面(ocular surface), 結膜弛緩症(conjunctivochalasis), ドライアイ(dry eye)

Abstract : 涙液は産生と排出の関係のバランスを保ちながら眼表面の恒常性を維持しているが,そのバランスが崩れるとドライアイを生じたり,流涙症を生じる.流涙症は涙液の産生が排出を上回ると生じ,日常生活の QOL の低下につながる.今回,眼表面疾患が関わる流涙症について,涙液の産生(基礎分泌,反射性分泌),排出(蒸発,吸収,導涙)のメカニズム,涙液の性状(油層,液層),眼表面の解剖(角膜上皮,結膜上皮,神経)について説明させていただいたうえで,流涙症をきたす代表的な疾患である結膜弛緩症とドライアイの病態,診断,治療について述べさせていただく.

はじめに

　一般臨床を行っていると流涙を訴える患者は非常に多く,また,その原因を特定することが困難な症例に出会うことがしばしばある.それは流涙症に非常に多くの疾患が関与しており,また,複合的な要因が絡むことがあるからである.涙液は産生と排出の関係のバランスを保ちながら眼表面の恒常性を維持しているが,そのバランスが崩れるとドライアイを生じたり,流涙症を生じたりする.そのため,そのバランスを理解し,それが破綻した病態を捉えることが流涙症の診断や治療にもつながる.そして,流涙症の病態として,原因を眼表面に求めなければならない局面も多い.今回,眼表面疾患がかかわる流涙症について,涙液の産生,排出のメカニズム,涙液の性状,眼表面の解剖を考えたうえで,流涙症の鑑別診断と代表的な疾患の病態,診断,治療について述べさせていただく.

涙液の産生

　涙液の産生はご存知の通り涙腺で行われる.涙腺は主涙腺と副涙腺からなり,涙液の恒常的な産生は基礎分泌と呼ばれており,主として主涙腺と Krause 腺や Wolfring 腺などの副涙腺が担当している(図 1).中でも,反射性の涙液産生は主涙腺が担っていると考えられている.一般に,加齢とともに涙液の基礎分泌量や反射性分泌量は減少してくるが,高齢者の流涙症には,しばしば眼表面の異常に対する反射性流涙が関与している.では,反射性流涙はどのように生じるのであろうか.

　眼球表面はさまざまな外部刺激にさらされるため,多くのメカニズムが眼表面の保護に寄与している.その中の重要なメカニズムの 1 つが反射性涙液分泌である.

　反射的に分泌される涙液には,水分以外に,抗菌タンパク,上皮の創傷治癒にかかわるさまざまな成長因子を有し,外的刺激から上皮を保護し,障害された上皮の修復を促進する.その反射性涙

---

*1 Hiroshi TANAKA, 〒474-8511　大府市森岡町 7-430　国立長寿医療研究センター感覚器診療部,医長
*2 Norihiko YOKOI, 〒602-8566　京都市上京区河原町通広小路上る梶井町 465　京都府立医科大学眼科,病院教授

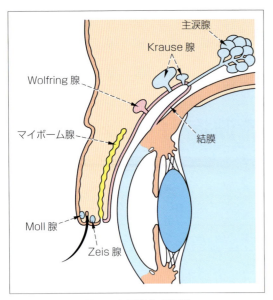

図 1. 主涙腺と副涙腺
主涙腺は涙液の基礎分泌と反射性の涙液産生に関与しており，副涙腺である Krause 腺や Wolfring 腺は涙液の基礎分泌を担っていると考えられている．

液分泌は神経系の"reflex loop"によって制御されている．これは，眼表面の求心性感覚神経である三叉神経と中脳の顔面神経（橋）の枝の遠心性の中間神経を経て涙腺へと至る副交感神経から構成されている（図 2）．Reflex loop は眼表面の障害を治癒に向かわせる自動修復システムとして機能しているが，過剰な涙液産生をきたすと流涙症につながる．

涙液の排出

涙液の排出経路としては，主に涙液の蒸発と結膜，涙道による吸収，涙液メニスカスおよび涙道を経て鼻腔へ排出する系がある．涙液の蒸発過多ではドライアイを生じて反射性流涙分泌を招き，鼻腔への排出障害をはじめとする導涙機能不全では流涙症が引き起こされる．涙液層は，開瞼時に上眼瞼縁の涙液メニスカスの陰圧が下眼瞼縁のメニスカスに貯留している涙液を引き上げることによって瞼裂部の角結膜表面に形成される．涙液層は，以下のように，表面から油層，液層（水分，ムチン）の 2 層に分けられ，その安定性を特徴とするが，各層の異常によって涙液層の安定性が低下するとドライアイが生じる．

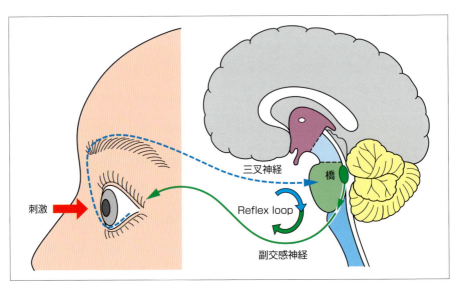

図 2. Reflex loop による反射性涙液分泌の制御
眼表面の求心性感覚神経である三叉神経が刺激されると中脳の顔面神経（橋）の中間神経に刺激が達し，そこから涙腺につながっている副交感神経（涙腺神経）が刺激されて反射性涙液分泌が生じる．Reflex loop は眼表面の悪影響を軽減するための自動修復システムとして機能しているが，過剰な涙液産生を引き起こすと流涙症状（分泌性流涙）を生じる．

表 1. 反射性涙液分泌に伴う流涙症状のさまざまな原因

> **角 膜**
> 角膜上皮障害，角膜炎，ドライアイ（BUT 短縮型ドライアイ）による涙液層の安定性低下，薬剤性，内反症，兎眼など
> **結 膜**
> 結膜異物，ドライアイ（涙液減少型ドライアイ）による結膜上皮障害，結膜弛緩症，翼状片，結膜嚢胞，瞼裂斑など

1．油 層

　油層は，マイボーム腺から分泌される．マイボーム腺分泌物は，さまざまな種類の極性・非極性脂質のきわめて複雑な混合物であり，コレステリルエステル，トリアシルグリセロール，遊離コレステロール，遊離脂肪酸，リン脂質，ワックスエステルを含んでいる．こうした分泌物をマイバム（meibum）と呼び，油層は，議論もあるが涙液の蒸発を抑制する働きを持つと考えられている．その分泌の量的・質的異常により涙液層の安定性が低下し，ドライアイをきたす．

2．液 層

　液層の水分は，加齢や疾患によって減少し，涙液層の形成が十分に行われなくなり，涙液層の安定性が低下する．液層に含まれるムチンは分泌型ムチンと呼ばれ，杯細胞から分泌される大型の糖タンパク質である．ムチンを構成する糖鎖には，液層にゲルとしての特性を持たせたり，水分を保持する機能があり，涙液層の安定性を保つ働きがある．そのため，分泌型ムチンの分泌低下が生じると，涙液層の安定性が低下する．

　眼瞼から涙道を経て鼻腔へ排出される系については別稿で詳しく述べられていると思われるため，ここでは割愛させていただく．

眼表面

　次に，眼表面を構成する角膜，結膜について，涙液に関係する形態，機能の側面から解説させていただく．

　角膜はご存知の通り上皮，ボーマン膜，実質，デスメ膜，内皮の5層から構成されている．上皮は重層扁平上皮細胞で構成されており，角膜輪部に存在する幹細胞から常に供給を受け turn over が行われている．角膜表面の知覚を担っているのは三叉神経であり，角膜実質の前1/3に分布している．角膜知覚神経は，実質に強膜あるいは結膜固有層から入り，ボーマン膜を垂直に貫き，上皮の基底細胞の下とボーマン膜の直上に神経叢を形成する．神経線維は神経叢から角膜上皮層に分布し，知覚神経として働く．異物などで知覚神経が刺激されると上に述べたように reflex loop が働き反射性の涙液分泌が生じて，異物を wash out するべく作用する．

　結膜も角膜と同様に三叉神経の第1，2枝が存在しており，同じメカニズムで反射性涙液分泌を生じるが，刺激の閾値は角膜に比べて高い．結膜は角膜と異なり，血管を含む組織である．重層円柱上皮，杯細胞を含んだ組織で眼球前部の表面を覆う球結膜と眼瞼内面を覆う瞼結膜，両者の移行部にあたる円蓋部の3部位が区別される．可動性を持ち，瞬目による摩擦や異物から眼球を保護する役割を担う．

　流涙症の原因となる眼表面の異常としては，涙液の量的・質的異常によるドライアイ，さまざまな原因による角結膜上皮障害，眼瞼疾患，結膜弛緩症などが挙げられる（表1）．

　本稿では，その中でも頻度の高い，結膜弛緩症とドライアイについて詳細に述べさせていただく．

結膜弛緩症

　結膜弛緩症とは，余剰で弛緩した非浮腫性の球結膜を意味し，高齢者の両眼性にみられるとされ，60歳以上の98%以上に多少なりとも存在するとの報告がある[1]．そのため，日常の眼科診療においても，非常によく遭遇し，さまざまな眼表面疾患に容易に合併しうる．結膜弛緩症は，それ自体による症状がなければ，単なる加齢性変化となるが，症状のある例は，眼表面疾患の1つとしての捉え方が重要である．結膜弛緩症の本体は，球結膜の強膜からの剥離であり，特に下方球結膜に

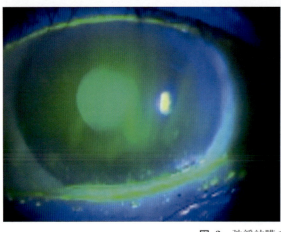
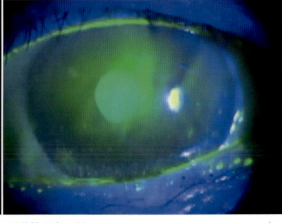

図 3. 弛緩結膜の可動性が高い例　　　　　　　　　　　　　　　　　　　　　　　　　a|b

瞬目のたびごとに，下方の涙液メニスカスに弛緩結膜が見え隠れする例．ある瞬目時には，弛緩結膜が持ち上げられ下方涙液メニスカスに確認されるが(a)，次の瞬目においては，円蓋部方向に戻り，涙液メニスカスに見えなくなっているのがわかる(b).

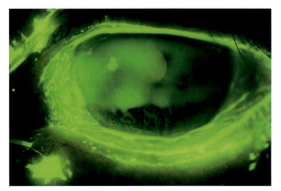

図 4. 涙液メニスカスに完全に露出した結膜弛緩症
このような症例では，涙液層の形成が障害されて涙液層の破綻が生じやすく，乾燥感を生じるとともに，反射性に分泌された涙液の流れがメニスカスで遮断され流涙症状を訴えやすくなる．

生じやすいことから，その発症には，ベル現象などによる結膜への機械的作用の関与が大きいと考えられる．ただし，下方の球結膜に高度の結膜弛緩症がみられる場合は，上方にも結膜弛緩がみられることが多いことに注意が必要である．下方球結膜の強膜からの剝離が輪部にまで達すると，それが皺襞となって，下方の涙液メニスカスに顔を出すようになり，いわゆる結膜弛緩症と呼ばれる状態になり，下方涙液メニスカスの占拠がさまざまな眼症状の原因となりうる．

結膜弛緩症では，結膜の固有層の弾性線維が摩耗したゴムのように断裂しており，膠原線維が減少し，リンパ管拡張を高率に合併している[2]．そ

して，その程度が個々の例によって異なっているために，結膜弛緩症の外観がそれぞれに異なるものと推測され，症状も弛緩の程度によって異物感や流涙症など症例によって異なる．中でも，可動性が高く，瞬目のたびごとに下方の涙液メニスカスに見え隠れする例では異物感を訴えやすい(図3)．一方，涙液メニスカスに完全に露出した結膜弛緩症では，涙液層の形成が障害されることで涙液層の破綻が生じやすく，乾燥感や流涙症状を訴えやすくなる(図4)．結膜弛緩症は，開瞼維持時の涙液層の安定性の低下と瞬目時の摩擦亢進を二大病態とする．すなわち，結膜弛緩症が下方の涙液メニスカスを占拠すると，その上縁に異所性メニスカスが形成されるため BUT は短縮しやすくなり，瞬目による結膜弛緩症の可動性が高くなると瞬目時の摩擦亢進が増悪しやすくなる．そのため，病態を同じくするドライアイ(特に涙液減少型ドライアイ)に結膜弛緩症が合併すると，ドライアイが顕性化したり，既存のドライアイが重症化する場合がある．その一方で，以上の2つの病態は，眼表面の刺激を介して反射性の涙液分泌を促すことで流涙症状の原因にもなりうる．つまり，結膜弛緩症流涙症状のメカニズムとして，1)涙液層の破壊，2)摩擦亢進，3)1)，2)に基づく反射性涙液分泌および4)分泌された涙液のメニスカスにおける流路の遮断が関与して生じ，治療の観点からは，点眼治療と手術の対象となる．1)，

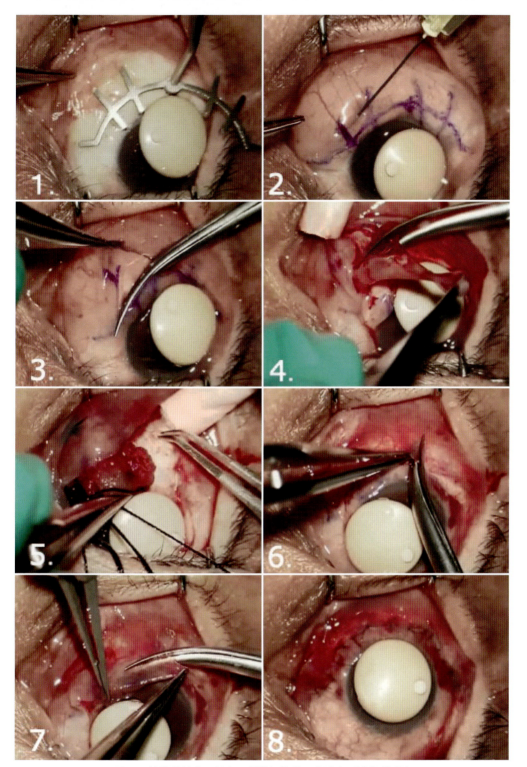

図 5. 結膜弛緩症に対する結膜切除法の術式（3分割切除法）
1. 横井式カレーシスマーカーでマーキング
2. 局所浸潤麻酔で，弛緩した下方球結膜を膨隆させる．
3. 弧状の結膜切開（3時から9時まで）
4. 切開部より遠位側で結膜下からテノン囊組織を引きずり出して切除
5. ボスミン入りのシーツを結膜下に挿入しながら，バイポーラーで強膜表面を止血
6. 子午線方向の結膜切開
7. 3ブロックを作成し，遠位部の結膜を近位部の結膜の上にのせるようにして，各ブロックで弛緩程度に応じた結膜切除（写真は下方ブロックでの切除）
8. 各ブロックで結膜の切除断端同士を縫合し，手術終了（必要に応じて，半月ヒダの切除や上方結膜弛緩の切除を加える）

2)のメカニズムの抑制には点眼治療が，1），2），4)のメカニズムの解消には手術が奏効しうる．特に，近年のムチンあるいは水分の分泌・産生促進点眼液を用いれば，症状が大きく改善する場合もある．しかし，点眼治療で症状の改善が得られない場合は，手術の対象となる．そして，手術により結膜弛緩症の改善が得られれば，涙液層の安定化（BUTの延長）や上皮障害の改善が得られ，それらの結果としての流涙症状の改善が得られる．手術より結膜弛緩症が眼表面をドライアイにシフトさせたり，流涙症状を引き起こす要因になっていることが容易に理解できる．

　具体的な結膜弛緩症の点眼治療として，ステロイド点眼液やムチンあるいは水分の分泌・産生促進点眼液を用いたドライアイに対する点眼治療が挙げられる．それを行っても症状の改善が得られず，涙液層の破壊，摩擦亢進，あるいは，それらに続発する炎症が持続し，症状の改善が得られない場合は，手術の適応となる．ただし，重症涙液減少に合併する結膜弛緩症では，その手術を考慮する前に，高度の涙液減少眼であることをブレイクアップパターン（area break）などで確認することが重要である．合併がみられれば，まずは上・下涙点プラグ挿入術を行ってみることが勧められる．そして，それでも症状が改善しない場合は，結膜弛緩症手術の適応となる．

　手術方法は，結膜切除術，結膜焼灼術，結膜縫着術の大きく3種類に分けられるが，その手術方法，特徴について述べさせていただく．

1．結膜切除術

　Yokoiらが報告している結膜切除術[3)4)]は，まず，輪部から2mmの位置に，角膜縁と平行な弧状切開を3時から9時まで行う．次に，弧状切開から遠位の結膜下のテノン嚢を切除する．続いて，弧状切開部を3ブロックに分けるように切開端で3時，9時方向および結膜嚢に向かって子午線方向に切開を加え（例えば，左眼では，5時，8時の位置とし，耳側により大きなブロックをあてがうようにする），3ブロックでフリーになった結膜嚢側の結膜の両端を持ち，角膜方向へと伸展させ，かつ，眼球を切除方向に向けて，余剰結膜を弧状切開に重なった位置で余剰程度に応じて，各ブロックで切除する．角膜方向へ伸展させる際に円蓋部が引っ張り上らない程度にすることで過度の切除を免れることができる．切除結膜同士の縫合は，9-0絹糸を用いて端々縫合で行う（図5）．術後は，ステロイド点眼液を用いて，十分な消炎を行い，2週間後に抜糸を行う．半月ヒダがメニスカスの流路の遮断の原因になっている場合は，これも切除し，切除部をバイポーラーで焼灼する．この術式により結膜弛緩症の三大メカニズムである，涙液層の破壊，摩擦亢進，メニスカスにおける涙液の流路の遮断の改善が可能である．デメリットとしてはやや手術に習熟が必要である点，術後の結膜下出血の吸収に時間を要する点が挙げられる．

2．結膜焼灼術

　結膜焼灼術は，名前の通り弛緩した結膜をバイポーラーで焼灼・短縮する方法[5)]である．具体的には角膜輪部から2～4mm程度下方の部分の結膜を専用の結膜弛緩症鑷子などで把持し，バイポーラーで結膜が凝固する程度のパワーで焼灼し，強膜と結膜の癒着を生じさせる．糸なども用いない簡便かつ短時間で可能な手術であるが，弛緩した（強膜から剥離した）結膜の異常を修復する手術ではなく，リンパ管拡張など結膜隆起を伴う結膜下の組織の修復には適さない．

3．結膜縫着術

　結膜縫着術は，角膜下方の結膜を伸展させ8-0シルクやバイクリルなどで5糸程度強膜に縫着させる術式[6)]で，剥離した結膜の位置を戻し，結膜弛緩の改善とfornixを再建させる術式である．結膜切開がなく，出血も軽度で手術方法としては比較的簡便ではあるが，強膜通糸の際には穿孔に注意する必要がある．また，炎症を惹起させ，部分的な癒着を生じさせる方法であり，局所的な接着なため経年的に接着が弱まって再発してくる可能性がある．また，そのため抗炎症を術後に行いす

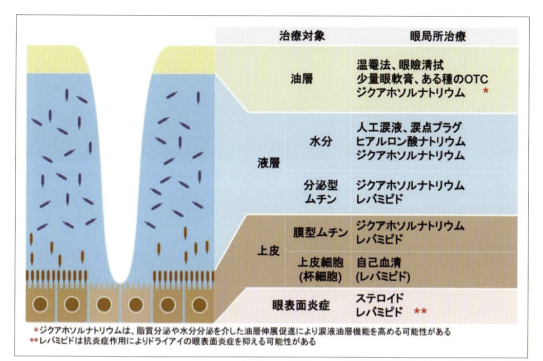

図 6. TFOT（眼表面の層別治療）の概念図（ドライアイ研究会ホームページより引用）
TFOT とは，涙液層の破壊を引き起こしている眼表面（涙液層と表層上皮からなる）に，不足成分を補える眼局所治療を用い，涙液層の破壊を阻止することでドライアイを治療しようとするコンセプトである．

ぎないことも大切である．

ドライアイ

現在のドライアイは「さまざまな要因により，涙液層の安定性が低下する疾患であり，眼不快感や視機能異常を生じ，眼表面の障害を伴うことがある」疾患として定義されている．そのため，涙液疾患のみならず，上で述べたような結膜弛緩や瞬目異常などもドライアイを引き起こす要因となる．

ドライアイ治療の新しい考え方として TFOT (Tear Film Oriented Therapy) が提案されており，日本語では「眼表面の層別治療」と訳される（図 6）．我が国においては，これまで，ドライアイのコア・メカニズムとして涙液層の安定性の低下が重視され，それを改善することによってドライアイを治療してきた経緯があるが，ムチンや水分分泌を促す点眼液の登場により，このような考え方がさらに重要になってきた．つまり，眼局所治療の選択により，眼表面を層別に治療し，涙液層の安定性を高めることで，効果的にドライアイを治療することが可能となっている．

ドライアイは，大きく分けて，涙液減少型と BUT 短縮型ドライアイに分けられ，BUT 短縮型ドライアイは，さらに蒸発亢進型と水濡れ性低下型に分けられる．涙液層の安定性低下によって角結膜表面が刺激され流涙症状が生じることがある（分泌性流涙）．特に BUT 短縮型ドライアイでは，一般に涙液分泌は正常であるため，流涙症状を合併しやすいタイプといえる．また，加齢性に眼瞼弛緩や結膜弛緩を合併すると，ドライアイで反射性に分泌された涙液のクリアランスが悪くなり，流涙症状をきたしやすくなる．そのような症例に対する治療として，例えば spot break を認める水濡れ性低下型ドライアイに対してジクアホソルナトリウムによる点眼治療を行うことで著明に改善する例があり，さまざまなドライアイのサブタイプに対して，個々の病態に応じて，水分，分泌型ムチン，膜型ムチンを補充しうる点眼液を選択することで病態を改善し，分泌性流涙を改善できる可能性がある．また，ドライアイには他覚所見が改善しても依然として自覚症状が強く，痛覚過敏が疑われる難治例が存在するため，今後の新しい

治療も望まれる.

以上,眼表面疾患と流涙症について述べさせて
いただいた.

今後も新しい研究とともに病態の理解がさらに
深まり,新しい治療が開発されて,複合的に流涙
症状にかかわる個々の要因の診断,治療がより的
確に行える時代になってくると思われる.

文 献

1) Mimura T, Yamagami S, Usui T, et al：Changes of
conjunctivochalasis with age in a hospital-based
study. Am J Ophthalmol, **147**：171-177, 2009.

2) Watanabe A, Yokoi N, Kinoshita S, et al：Clinico-
pathologic study of conjunctivochalasis. Cornea,
23：294-298, 2004.

3) Yokoi N, Komuro A, Sugita J, et al：Surgical
reconstruction of the tear meniscus at the lower
lid margin for treatment of conjunctivochalasis.
Adv Exp Med Biol, **506**：1263-1268, 2002.

4) Yokoi N, Komuro A, Nishii M, et al：Clinical
impact of conjunctivochalasis on the ocular sur-
face. Cornea, **24**：S24-S31, 2005.

5) Haefliger IO, Vysniauskiene I, Figueiredo AR, et
al：Superficial conjunctiva cauterization to
reduce moderate conjunctivochalasis. Klin
Monbl Augenheilkd, **224**：237-239, 2007.

6) Otaka I, Kyu N：A new surgical technique for
management of conjunctivochalasis. Am J Oph-
thalmol, **129**：385-387, 2000.

特集/流涙を診たらどうするか

機能性流涙について

鎌尾知行*

Key Words : 機能性流涙(functional block), 通水良好な流涙症(epiphora with patent syringing), シンチグラフィ(scintillogram), 涙道内視鏡検査(dacryoendoscope), 涙道ポンプ(lacrimal pump), ホルネル筋(Horner muscle)

Abstract : 機能性流涙の概念は 1955 年に初めて紹介され, プロービングや涙管通水検査, 涙道造影検査で閉塞を認めないが色素の排出遅延を伴う持続性流涙と定義された. 未だにその定義のコンセンサスは得られていないが, 近年は涙液排出機能不全の原因が特定できない流涙として使用されることが多く, 除外診断である. ただ, 除外診断に採用される検査が統一されていないため, さまざまな解釈で用いられており, 混乱をきたしている. そこで本稿では, 現在の機能性流涙の現状や鑑別疾患, 必要な検査について紹介する. 除外すべき疾患としては涙道狭窄や結膜弛緩, 下眼瞼弛緩・外反などが挙げられるが, 真の機能性流涙か除外疾患か厳密に区別するのは現状困難であり, 実際の臨床では, 流涙の原因かどうかは治療してみなければわからないことが多い. そこでこれらを通水良好な流涙症として, どのようにアプローチするか述べる.

はじめに

機能性流涙の概念は 1955 年に Demorest と Milder により初めて紹介された[1]. 「functional block」という言葉が用いられ, プロービングや涙管通水検査, 涙道造影検査で閉塞を認めないが色素の排出遅延を伴う持続性流涙と定義された. その後, 機能性流涙は, 「physiological dysfunction」[2], 「functional disorders」, 「partial functional disorders」[3)4], 「functional nasolacrimal blockage」[5], 「functional acquired epiphora」[6)7]などさまざまな表現が用いられた. また, その定義も, 「涙道に閉塞のない流涙」[8], 「通水のある流涙」[9], 「涙道に閉塞はないが機能障害のあるもの」[10], 「治療法のない流涙」など変化しており, 現時点で用語, 定義ともにコンセンサスは得られていない. しかし, 近年は「原因が特定できないが涙液排出機能不全が推定される流涙」[11]が機能性流涙の定義としてよく用いられており, 本稿でもこの定義を採用する.

機能性流涙を理解するためにはまず涙液排出機構を知っておく必要があり, はじめに涙道の解剖と生理を解説する.

涙液排出機構

涙液排出には眼表面での蒸発, 結膜の吸収, 重力, 毛細管現象, 涙道のポンプ作用, Krehbiel flow とさまざまな機構が働いている[12]. 蒸発と吸収は眼表面で, 残りの 4 つは涙道で起こる. この 6 つの要素の中で, 涙道のポンプ作用が最も重要と考えられている. そのため, 涙液は涙腺から分泌され, 眼表面で機能し, 主に涙道から排出される. よって眼表面の涙液量は涙腺からの分泌量と涙道からの排出量のバランスで規定されていて,

* Tomoyuki KAMAO, 〒791-0295 東温市志津川 愛媛大学医学部附属病院眼科, 講師

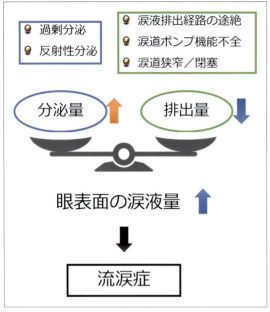

図 1. 眼表面の涙液量のバランス
涙腺からの分泌量と涙道からの排出量のバランスで眼表面の涙液量は規定されている. 分泌量の増加または排出量の減少で, 眼表面の涙液量が相対的に増加する.

分泌量が増加もしくは排出量が減少すると, 眼表面の涙液量が相対的に増えて流涙症を発症する(図1). そして分泌量が増える原因としては過剰分泌や反射性分泌亢進が挙げられ, 排出量の低下には涙液排出経路の途絶や涙道ポンプ機能不全, 涙道狭窄や閉塞がある. この涙液の分泌と排出に関連する臓器は涙腺, 眼表面, 涙道の3つの他に眼瞼が重要である. 眼瞼は眼表面と適切に接することで涙液メニスカスを形成し, そして涙道のポンプ作用の動力源となる. 現在, 涙道のポンプ作用については tetra-compartment theory が有力である[13]. 涙小管と涙嚢それぞれが2つのパートに分かれて動くという考えである. そして涙小管と涙嚢それぞれを二分するのがHorner筋である. Horner筋は眼輪筋の深部にあたり, 後涙嚢稜後方から起始し, 前外方に走行し, 眼輪筋瞼板前部に合流する(図2). 涙小管の外側4/5はHorner筋内を走行するが, 内側1/5は筋外を走行する. そのため, 涙小管の外側と内側でHorner筋の収縮弛緩により異なる動きを示す. 開瞼時, つまり眼輪筋・Horner筋が弛緩している状態では涙小管の外側4/5は拡張し, 一方, 眼窩脂肪にHorner筋が押されて, 内側1/5は後方から圧平されて縮小する(図2-a). 閉瞼時, つまり眼輪筋・Horner筋が収縮している状態では, 涙小管の外側4/5は圧平され, 一方, Horner筋の筋腹が後方に偏位することで, 内側1/5は拡張する(図2-b). このようにHorner筋により涙小管が2つのパートに分かれて動き, 涙小管のポンプ作用を発揮する.

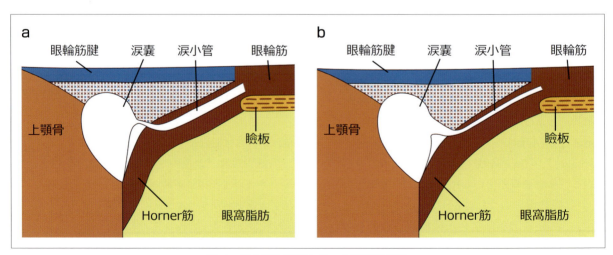

図 2. 涙小管と涙嚢上部の水平断解剖図
(眼手術学3 眼瞼・涙器【涙器】I. 涙器手術に必要な基礎知識 1. 涙液, 涙道の解剖生理 図22 より改変)
a:開瞼時. 眼輪筋, Horner筋が弛緩している状態. Horner筋は眼窩脂肪に押されて, 前方に突出する.
b:閉瞼時. 眼輪筋, Horner筋が収縮している状態. Horner筋の収縮により筋腹が背側に偏位する.

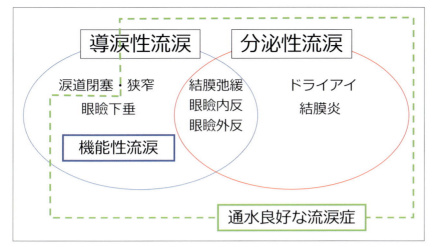

図 3. 流涙症の分類
流涙症は導涙性流涙と分泌性流涙に分類される．機能性流涙は，導涙性流涙の中に含まれるものであり，ここに記載されている疾患をすべて除外したうえで導涙機能不全が関与している疾患群である．一方，通水良好な流涙症とは，分泌性流涙や，通水では異常を検出できないわずかな涙道狭窄を含めると，涙道閉塞を除外したすべての疾患となる．

涙嚢については，Horner 筋に接している上半部と，接していない下半部に分かれる．上半部は涙小管の内側 1/5 と同じ動きを示す．つまり，開瞼時には眼窩脂肪に押されて縮小し，閉瞼時には Horner 筋に後方に牽引されて拡張する（図 2）．下半部の涙嚢は鼻側から後方に上顎骨，前方に眼輪筋，耳側に capusulopalpebral fascia（CPF）と接している．開瞼時には眼輪筋の弛緩，眼窩内圧の低下により涙嚢は拡張し，閉瞼時には眼輪筋の収縮による前方からの圧平と眼窩内圧の上昇による外側からの圧平により涙嚢は縮小する．涙嚢の上半部と下半部で異なる動きを示し，涙嚢のポンプ作用を発揮する．この涙小管と涙嚢の 4 つのコンパートメントが連動して動くことでメニスカスの涙液が涙点から吸引され，涙道へと送り込まれると考えられており，眼輪筋と Horner 筋の収縮弛緩が重要である．

「機能性流涙」と「通水良好な流涙症」

流涙症は，導涙性流涙と分泌性流涙の 2 つに分けられる．導涙性流涙の代表疾患は涙道閉塞や涙道狭窄で，一方，分泌性流涙の代表疾患はドライアイや結膜炎である．結膜弛緩や眼瞼内反，外反などは導涙性流涙と分泌性流涙の 2 つのメカニズムが関与している（図 3）．そして機能性流涙は，導涙性流涙の中に含まれるものであり，流涙症を引き起こす疾患をすべて除外したうえで導涙機能不全が関与している疾患群で，除外診断である．一方，我々が日常診療でしばしば遭遇する通水良好な流涙症とは，分泌性流涙や，通水では異常を検出できないわずかな涙道狭窄を含めると，涙道閉塞を除外したすべての疾患といえる．つまり，通水良好な流涙症と機能性流涙は決してイコールの関係ではなく，通水良好な流涙症の中に機能性流涙が含まれる．

機能性流涙の除外診断

機能性流涙を診断するにあたって除外すべき疾患は 5 項目ある（図 1）．過剰分泌によるもの，反射性分泌によるもの，涙液排出経路の途絶，涙道ポンプ機能不全，涙道狭窄または閉塞である．過剰分泌には顔面神経の異常再生や涙腺の炎症性疾患・涙腺腫瘍・薬物性があり，反射性分泌には結膜炎やドライアイなどがあり，この 2 項目が分泌性流涙を起こす．涙液排出経路の途絶には結膜弛緩，下眼瞼外反，涙点外反があり，涙道ポンプ機能不全には下眼瞼弛緩，眼輪筋機能不全，外傷や放射線，熱傷による眼瞼拘縮がある．また，涙道

表 1. 流涙症診療の検査

問診
視診
細隙灯顕微鏡検査
眼圧測定
色素消失試験
触診
シルマー試験
涙管通水検査
培養検査
涙道内視鏡検査
鼻内視鏡検査
画像検査(CT・MRI, 涙道造影, シンチグラフィ)

狭窄, 閉塞を起こす疾患としては原発性後天性涙道閉塞以外に涙道腫瘍や涙道結石, 副鼻腔炎, 顔面外傷, 鼻手術後がある. 機能性流涙を診断するにあたっては, これらの疾患すべてを除外する必要がある.

表 1 は, 流涙症で行われる検査である. これらの検査を行って流涙症の原因を特定する. 過剰分泌や反射性分泌など分泌性流涙を起こす顔面神経の異常再生や結膜炎, ドライアイなどは問診, 視診, 細隙灯顕微鏡検査で鑑別する. 流涙症診療においてはフルオレセイン染色を行い, 涙液メニスカス高を評価することは当然だが, ドライアイにおいては BUT の短縮が診断基準の 1 つであるから, 同時に BUT の測定を行うことが重要である. また, シルマー試験を行い涙液分泌量を評価する. 涙腺疾患については CT, MRI などの画像検査が必要であるが稀な疾患であり, 分泌性流涙については問診と視診, 細隙灯顕微鏡検査が鑑別に重要である. 分泌性流涙が除外できれば, 次に導涙性流涙を除外する. まず涙液排出経路の途絶や涙道ポンプ機能不全を起こす結膜弛緩や, 下眼瞼外反, 涙点外反, 下眼瞼弛緩, 眼瞼拘縮などの眼瞼疾患は視診, 細隙灯顕微鏡検査, 触診で鑑別可能である. 下眼瞼外反や下眼瞼弛緩などの眼瞼の水平方向の弛緩については, snap back test, pinch test, medial/lateral distraction test が有用である. そして最後に涙道狭窄, 閉塞を除外する. 色素消失試験は先天鼻涙管閉塞の診断において感度 90%, 特異度 100% と高い有用性が報告されており[14], また, 涙嚢を圧迫して涙点からの逆流を観察する micro reflux test は鼻涙管閉塞の診断感度 97%, 特異度 95% と報告されている[15]. これら細隙灯顕微鏡検査, 色素消失試験, 触診, 涙管通水検査で涙道閉塞の診断は難しくない. また, その他の副鼻腔炎や, 顔面外傷, 鼻手術後については, 鼻内視鏡検査, CT, MRI といった画像検査を組み合わせることで鑑別する. そして最後に涙管通水検査と涙道造影検査, 涙道内視鏡検査を行って涙道狭窄や涙道腫瘍, 涙道結石を認めないものが, 機能性流涙と診断される.

シンチグラフィ

CT や MRI, 涙道造影検査といった画像検査は, 涙道の構造的異常の描出に有用であるが, その機能を検査することは難しい. 一方, シンチグラフィは涙液排出機能を検査するのに有用と考えられている(図 4)[16)2)]. シンチグラフィでは, 放射性トレーサーがどの部分で滞留するかを画像化することで, 排出遅延, 機能障害がどの部位にあるかを描出可能である. 例えば, 左側の涙嚢に排出遅延がある場合, 右側と比較して涙嚢に放射性トレーサーが強く集積する(図 4-b). このように排出遅延のある部位によって pre-sac delay, post-sac delay, no delay の 3 つに分けて考えることが推奨されている(図 5)[17]. Pre-sac delay と比較し, post-sac delay の群で, 涙嚢鼻腔吻合術が奏効したという報告もあり, 機能性流涙の治療法の選択に有効と考えられている. ただ, この検査にも問題がある. 1 つは, 検査方法や正常値が定まっていないことである. また, 機能性流涙症の 78〜95% で何らかの異常所見を認めるという報告がある一方[18)19)], 無症状で涙管通水検査に異常のない健常者であっても, 40% に排出遅延を認めたという報告もあり, 精度の問題もある. さらにシンチグラフィは狭窄と涙液排出機能障害の鑑別がつかないため, 涙道造影検査などと組み合わせて行う必要があるため, 手間がかかる. これらの問題があり, 現時点では一般的な検査になっていない. 今後, 涙道機能を高精度で簡便に評価する検

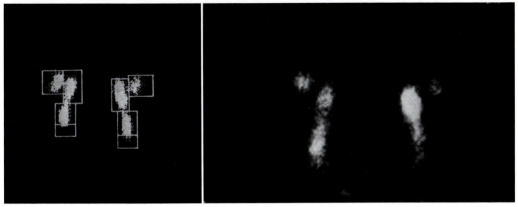

a|b　図 4．涙道シンチグラフィ(a：文献 16 より引用，b：文献 2 より引用)
座位の被検者に放射性トレーサーを点眼し，自然瞬目の状態でガンマカメラを用いて撮影する．正常であれば，両側同様の集積パターンを示す(a)．左の涙囊に排出遅延があると，放射性トレーサーが同部位に集積していることがわかる(b)．

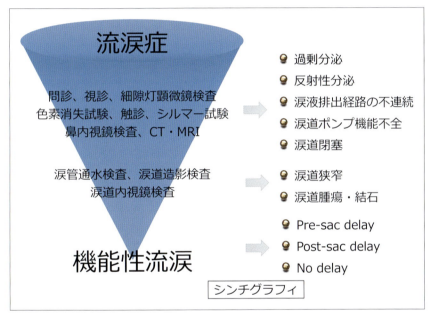

図 5．機能性流涙の診断フローチャート

流涙症に対して問診，視診，細隙灯顕微鏡検査，色素消失試験，触診，シルマー試験，鼻内視鏡検査，画像検査を行い，分泌性流涙や涙液排出経路，涙道ポンプ機能不全，涙道閉塞の除外を行い，その後涙管通水検査，涙道造影検査，涙道内視鏡検査で涙道狭窄，涙道腫瘍腫瘍・結石を除外して最終的に機能性流涙が診断される．

査の開発が望まれる．

実際の流涙症診療

前項で機能性流涙の診療のために必要な検査を述べたが，鼻内視鏡検査や CT，MRI，涙道造影検査，シンチグラフィなどは，ほとんどのクリニックで行うことが不可能である．クリニックでも可能な検査は，問診，視診，細隙灯顕微鏡検査，色素消失試験，触診，シルマー試験の 6 項目である．これらの検査を行い，異常が認められないが流涙を訴える症例を，通水良好な流涙症と診断して治療にあたる(図 6)．通水良好な流涙症の代表的疾患は，涙点から鼻涙管のいずれかの狭窄，結膜弛緩やドライアイ，そして下眼瞼弛緩である．

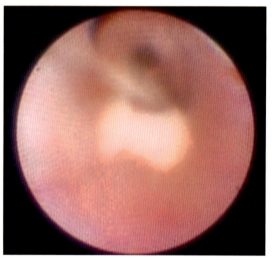

図 6. 通水良好な流涙症の診断フローチャート

図 7. 涙点プラグの涙道内迷入
78 歳,女性.流涙と眼脂を主訴に複数のクリニックを受診したが,異常ないと言われていたが改善しないため当科受診.涙道内視鏡検査にて涙囊内に涙点プラグを認めた.既往にドライアイで涙点プラグ治療歴があった.

涙点狭窄であれば涙点形成術,涙小管以降の狭窄であれば涙管チューブ挿入術が選択される.結膜弛緩症の場合は,反射性分泌を抑える目的で涙液安定性を向上させるドライアイ治療薬や低力価ステロイド点眼薬を試す.それでも症状が改善されなければ,外科的治療を行う.結膜弛緩症の外科的治療には切除法以外に焼灼法や縫着法がある.ドライアイによる流涙も結膜弛緩症と同様の点眼薬を用いる.下眼瞼弛緩の場合は,水平眼瞼短縮術や lateral tarsal strip で治療する.通水良好な流涙症は,どの異常が流涙に関係しているのかを予想し,診断的治療となることも少なくない.当然,原因が 1 つではないことも多く,複数の要因が関与している場合は,治療の侵襲性やそれぞれの要因の流涙への関与の度合いを考えて治療選択していく必要がある.

この診断的治療の問題を解決するためには検査の発展が望まれる.最近保険収載された涙道内視鏡検査は,涙道狭窄の診断に有用な可能性がある.通水良好な流涙症に涙道内視鏡検査を行うと,涙小管や涙囊,鼻涙管に狭窄や結石,異物を認めることがある(図 7).また,この狭窄や結石,異物を除去することで症状が劇的に改善する症例もあり,有望な検査の 1 つである.ただし,涙道内視鏡は海外ではいまだ普及しておらず,流涙症の検査として認められていない.涙道内視鏡検査の有用性を世界に発信し,認められるよう努力することが我々の使命である.

文 献

1) Demorest BH, Milder B：Dacryocystography. II. The pathologic lacrimal apparatus. AMA Arch Ophthalmol, 54：410-421, 1955.
2) Hurwitz JJ, Maisey MN, Welham RA：Quantitative lacrimal scintillography. II. Lacrimal pathol-

ogy. Br J Ophthalmol, **59**：313-322, 1975.

3) Montanara A, Ciabattoni P, Rizzo P：Stenoses and functional disorders of the lacrimal drainage apparatus. Radiological examination. Surv Ophthalmol, **23**：249-258, 1979.

4) Montanara A, Catalino P, Gualdi M：Improved radiological technique for evaluating the lacrimal pathways with special emphasis on functional disorders. Acta Ophthalmol(Copenh), **57**：547-563, 1979.

5) Conway ST：Evaluation and management of"functional"nasolacrimal blockage：results of a survey of the American Society of Ophthalmic Plastic and Reconstructive surgery. Ophthalmic Plast Reconstr Surg, **10**：185-187；discussion 188, 1994.

6) Detorakis ET, Zissimopoulos A, Katernellis G, et al：Lower eyelid laxity in functional acquired epiphora：evaluation with quantitative scintigraphy. Ophthalmic Plast Reconstr Surg, **22**：25-29, 2006.

7) Cuthbertson FM, Webber S：Assessment of functional nasolacrimal duct obstruction--a survey of ophthalmologists in the southwest. Eye (London, England), **18**：20-23, 2004.

8) O'Donnell B, Shah R：Dacryocystorhinostomy for epiphora in the presence of a patent lacrimal system. Clin Exp Ophthalmol, **29**：27-29, 2001.

9) O'Donnell BA, Clement CI：Assessing patients with epiphora who are patent to syringing：clinical predictors of response to dacryocystorhinostomy. Ophthalmic Plast Reconstr Surg, **23**：173-178, 2007.

10) Peter NM, Pearson AR：External dacryocystorhinostomy for the treatment of epiphora in patients with patent but non-functioning lacrimal systems. Br J Ophthalmol, **94**：233-235, 2010.

11) Chan W, Malhotra R, Kakizaki H, et al：Perspec-

tive：what does the term functional mean in the context of epiphora? Clin Exp Ophthalmol, **40**：749-754, 2012.
Summary 機能性流涙の現時点の教科書的論文. 機能性流類の理解に必読の文献.

12) Wesley RE：Lacrimal disease. Curr Opin Ophthalmol, **5**：78-83, 1994.

13) Kakizaki H, Zako M, Miyaishi O, et al：The lacrimal canaliculus and sac bordered by the Horner's muscle form the functional lacrimal drainage system. Ophthalmology, **112**：710-716, 2005.
Summary 涙道のポンプ作用を説明する現時点の教科書的論文.

14) MacEwen CJ, Young JD：The fluorescein disappearance test(FDT)：an evaluation of its use in infants. J Pediatr Ophthalmol Strabismus, **28**：302-305, 1991.

15) Camara JG, Santiago MD, Rodriguez RE, et al：The Micro-Reflux Test：a new test to evaluate nasolacrimal duct obstruction. Ophthalmology, **106**：2319-2321, 1999.

16) Hurwitz JJ, Maisey MN, Welham RA：Quantitative lacrimal scintillography. I. Method and physiological application. Br J Ophthalmol, **59**：308-312, 1975.

17) Rosenstock T, Hurwitz JJ：Functional obstruction of the lacrimal drainage passages. Can J Ophthalmol, **17**：249-255, 1982.

18) Wearne MJ, Pitts J, Frank J, et al：Comparison of dacryocystography and lacrimal scintigraphy in the diagnosis of functional nasolacrimal duct obstruction. Br J Ophthalmol, **83**：1032-1035, 1999.

19) Peter NM, Pearson AR：Comparison of dacryocystography and lacrimal scintigraphy in the investigation of epiphora in patients with patent but nonfunctioning lacrimal systems. Ophthalmic Plast Reconstr Surg, **25**：201-205, 2009.

FAX 専用注文書 眼科 1907

年　月　日

○印	MB OCULISTA 5周年記念書籍	定価(税込8%)	冊数
	すぐに役立つ眼科日常診療のポイント—私はこうしている—	10,260 円	

(本書籍は定期購読には含まれておりません)

○印	MB OCULISTA	定価(税込8%)	冊数
	2019年__月～12月定期購読(No.70～81：計12冊)(送料弊社負担)		
	No. 60　進化するOCT活用術—基礎から最新まで— 増大号	5,400 円	
	No. 48　眼科における薬物療法パーフェクトガイド 増大号	5,400 円	
	No. 72　Brush up 眼感染症—診断と治療の温故知新— 増大号	5,400 円	
	No. 75　知っておきたい稀な網膜・硝子体ジストロフィ	3,240 円	
	No. 74　コンタクトレンズトラブルシューティング	3,240 円	
	No. 73　これでわかる自己免疫性眼疾患	3,240 円	
	No. 71　歪視の診断と治療	3,240 円	
	No. 70　主訴から引く眼瞼疾患診療マニュアル	3,240 円	
	No. 69　IT・AI 未来眼科学	3,240 円	
	バックナンバー（号数と冊数をご記入ください） No.		

○印	書籍・雑誌名	定価(税込8%)	冊数
	実践アトラス 美容外科注入治療 改訂第2版	9,720 円	
	イラストからすぐに選ぶ 漢方エキス製剤処方ガイド	5,940 円	
	化粧医学—リハビリメイクの心理と実践—	4,860 円	
	ここからスタート！眼形成手術の基本手技	8,100 円	
	Non-Surgical 美容医療超実践講座	15,120 円	
	ここからスタート！ 睡眠医療を知る—睡眠認定医の考え方—	4,860 円	
	超アトラス 眼瞼手術—眼科・形成外科の考えるポイント— 増刷	10,584 円	
	PEPARS No. 139 義眼床再建マニュアル	3,240 円	

お名前　フリガナ　　　　　　　　　　　　　　　　　㊞

診療科

ご送付先　〒　　－

□自宅　　□お勤め先

電話番号　　　　　　　　　　　　　　　　　□自宅　□お勤め先

バックナンバー・書籍合計
5,000円以上のご注文
は代金引換発送になります

—お問い合わせ先—
㈱全日本病院出版会営業部
電話 03(5689)5989

FAX 03(5689)8030

Monthly Book OCULISTA バックナンバー一覧

2019.7. 現在

通常号 3,000 円＋税　　増大号 5,000 円＋税

2014 年

No. 10　黄斑円孔・上膜の病態と治療　　編／門之園一明
No. 11　視野検査 update　　編／松本長太
No. 12　眼形成のコツ　　編／矢部比呂夫
No. 13　視神経症のよりよい診療　　編／三村　治
No. 14　最新 コンタクトレンズ処方の実際と注意点
　　　　編／前田直之
No. 15　これから始める ロービジョン外来ポイント
　　　　アドバイス　　編／佐渡一成・仲泊　聡
No. 16　結膜・前眼部小手術 徹底ガイド
　　　　編／志和利彦・小早川信一郎
No. 17　高齢者の緑内障診療のポイント　　編／山本哲也
No. 18　Up to date 加齢黄斑変性　　編／高橋寛二
No. 19　眼科外来標準検査 実践マニュアル　　編／白木邦彦
No. 20　網膜電図 (ERG) を使いこなす　　編／山本修一
No. 21　屈折矯正 newest―保存療法と手術の比較―
　　　　編／根岸一乃

2015 年

No. 22　眼症状から探る症候群　　編／村田敏規
No. 23　ポイント解説 眼鏡処方の実際　　編／長谷部聡
No. 24　眼科アレルギー診療　　編／福島敦樹
No. 25　斜視診療のコツ　　編／佐藤美保
No. 26　角膜移植術の最先端と適応　　編／妹尾　正
No. 27　流出路再建術の適応と比較　　編／福地健郎
No. 28　小児眼科診療のコツと注意点　　編／東　範行
No. 29　乱視の診療 update　　編／林　研
No. 30　眼科医のための心身医学　　編／若倉雅登
No. 31　ドライアイの多角的アプローチ　　編／高橋　浩
No. 32　眼循環と眼病変　　編／池田恒彦
No. 33　眼内レンズのポイントと合併症対策
　　　　編／清水公也

2016 年

No. 34　眼底自発蛍光フル活用　　編／安川　力
No. 35　涙道診療 ABC　　編／宮崎千歌
No. 36　病的近視の治療 最前線　　編／大野京子
No. 37　見逃してはいけない ぶどう膜炎の診療ガイド
　　　　編／竹内　大
No. 38　術後感染症対策マニュアル　　編／鈴木　崇
No. 39　網膜剝離の診療プラクティス　　編／北岡　隆
No. 40　発達障害者 (児) の眼科診療　　編／田淵昭雄
No. 41　網膜硝子体疾患の薬物療法―どこまでできるか？―
　　　　編／岡田アナベルあやめ
No. 42　眼科手術後再発への対応　　編／石井　清
No. 43　色覚異常の診療ガイド　　編／市川一夫
No. 44　眼科医のための救急マニュアル　　編／高橋春男
No. 45　How to 水晶体再建　　編／鈴木久晴

2017 年

No. 46　見えるわかる 細隙灯顕微鏡検査　　編／山田昌和
No. 47　眼科外来 日帰り手術の実際　　編／竹内　忍
No. 48　眼科における薬物療法パーフェクトガイド 増大
　　　　編／堀　裕一
No. 49　クローズアップ！交通眼科　　編／近藤寛之
No. 50　眼科で見つける！全身疾患　　編／平塚義宗
No. 51　酸化ストレスと眼　　編／大平明弘
No. 52　初診外来担当医に知っておいてほしい眼窩疾患
　　　　編／野田実香
No. 53　複視を診たらどうするか　　編／加島陽二
No. 54　実践 黄斑浮腫の診療　　編／大谷倫裕
No. 55　緑内障診療に役立つ検査ノウハウ　　編／中野　匡
No. 56　こんなときどうする 眼外傷　　編／太田俊彦
No. 57　臨床に直結する眼病理　　編／小幡博人

2018 年

No. 58　スポーツ眼科 A to Z　　編／枝川　宏
No. 59　角膜潰瘍の診かた・治しかた　　編／白石　敦
No. 60　進化する OCT 活用術―基礎から最新まで― 増大
　　　　編／辻川明孝
No. 61　イチからはじめる神経眼科診療　　編／敷島敬悟
No. 62　実践！白内障難症例手術に挑む
　　　　編／徳田芳浩・松島博之
No. 63　これでわかる眼内レンズ度数決定のコツ
　　　　編／須藤史子
No. 64　日常診療で役立つ眼光学の知識　　編／川守田拓志
No. 65　結膜疾患の診断と治療実践ガイド　　編／横井則彦
No. 66　もっと知りたいオルソケラトロジー　編／吉野健一
No. 67　老視のすべて　　編／神谷和孝
No. 68　眼科医のための糖尿病トータルガイド
　　　　編／馬場園哲也・北野滋彦
No. 69　IT・AI 未来眼科学　　編／吉冨健志

2019 年

No. 70　主訴から引く眼瞼疾患診療マニュアル
　　　　編／根本裕次
No. 71　歪視の診断と治療　　編／今村　裕
No. 72　Brush up 眼感染症―診断と治療の温故知新― 増大
　　　　編／江口　洋
No. 73　これでわかる自己免疫性眼疾患　　編／堀　純子
No. 74　コンタクトレンズトラブルシューティング
　　　　編／糸井素純
No. 75　知っておきたい稀な網膜・硝子体ジストロフィ
　　　　編／堀田喜裕

No. 10 以前のバックナンバー，各目次等の詳しい内容は
ホームページ (www.zenniti.com) をご覧ください．

次号予告（8月号）

ロービジョンケア update

編集企画／東京大学准教授　加藤　聡

【今こそロービジョンケア】
ロービジョンケアとは……………………田淵　昭雄
我が国における視覚障害リハビリテーションの
　歴史的変遷……………………………安藤　伸朗
視覚障害者の実態とバリアフリー…………髙橋　広
【職種ごとのロービジョンケア】
眼科医とロービジョンケア…………………井上　賢治
ロービジョンケアにおける視能訓練士の役割
　…………………………………………石井　雅子
ロービジョンケアにおける看護師の役割
　…………………………………………大音　清香
【疾患ごとのロービジョンケア】
網膜色素変性患者のロービジョンケア
　…………………………………………石子　智士
緑内障患者のロービジョンケア…………川瀬　和秀ほか
糖尿病網膜症患者のロービジョンケア……鶴岡三惠子

【ロービジョンケアを始めよう，広めよう】
視覚障害者に対しての援助方法総論………山田　信也
地域や病院でのロービジョンケア…………斉之平真弓
スマートサイト………………………………平塚　義宗
補助具の選択と便利グッズ…………………山田　敏夫
ICT 機器のロービジョンケアへの活用……三宅　琢
Quality of vision の定量化………………鈴鴨よしみ
【福祉制度を知ろう】
さまざまな診断書……………………………加藤　聡
身体障害者診断書・意見書の書き方………永井　春彦
身体障害者手帳の活用………………………藤田　京子
諸外国の身体障害者制度……………………加茂　純子
【視覚障害者のための医療以外の力】
ロービジョン機器取り扱い会社，視覚障害者を
　紹介できる施設と患者団体………………吉田　治

掲載広告一覧

ニデック　8

編集主幹：村上　晶　順天堂大学教授 　　　　　高橋　浩　日本医科大学教授	No. 76　編集企画： 井上　康　井上眼科院長

Monthly Book OCULISTA　No. 76

2019 年 7 月 15 日発行（毎月 15 日発行）
　　定価は表紙に表示してあります.
　　　　　　　Printed in Japan

発行者　　末　定　広　光
発行所　　株式会社　全日本病院出版会
〒 113-0033 東京都文京区本郷 3 丁目 16 番 4 号 7 階
　　　　　電話　(03)5689-5989　Fax　(03)5689-8030
　　　　　郵便振替口座 00160-9-58753
印刷・製本　三報社印刷株式会社　　電話　(03)3637-0005
広告取扱店　㈱メディカルブレーン　電話　(03)3814-5980

© ZEN・NIHONBYOIN・SHUPPANKAI, 2019

・本誌に掲載する著作物の複製権・翻訳権・上映権・譲渡権・公衆送信権（送信可能化権を含む）は株式会社
　全日本病院出版会が保有します.
・ JCOPY ＜（社）出版者著作権管理機構　委託出版物＞
　本誌の無断複写は著作権法上での例外を除き禁じられています. 複写される場合は, そのつど事前に,（社）出版
　者著作権管理機構（電話 03-5244-5088, FAX 03-5244-5089, e-mail: info@jcopy.or.jp）の許諾を得てください.
・本誌をスキャン, デジタルデータ化することは複製に当たり, 著作権法上の例外を除き違法です. 代行業者等の
　第三者に依頼して同行為をすることも認められておりません.